グラグラ ガチガチ グニャグニャ

《不安定足首》と
《ペンギン歩き》を治せば

しつこい「足の痛み」は消える！

さいたま中央フットケア整体院・院長
冨澤敏夫

現代書林

はじめに

痛みを解消させる素晴らしい方法を知ってほしい

私はインターンの時代から数えると二〇数年の施術経験があり、足の不調を専門にするようになってからも一五年の歳月がたちます。その間、足の痛みで悩んでいる多くの方々を救ってきました。現在、一人で年間二〇〇〇弱の施術を行い、初めて来院される方も、毎月五〇数名（年間六〇〇名強）に及んでいます。

来院される方々は数年〜数一〇年もの間、足の痛みに悩んでこられた人たちで、何度も痛みが繰り返し、その度にさまざまな治療や施術を試しても一向によくならず、テレビや雑誌等で紹介された有名な先生や病院を渡り歩いたうえに失望し諦めて、最後にやけっぱちで来院されるような難症例ばかりです。

しかし、私はシンプルで当たり前のことを当たり前に行っているだけで、特別なことはしていません。それでも来院された方の多くは「早く先生のところに来ればよかった」と地獄から救われたような明るい笑顔で帰って行かれます。そして、私は冗談で「二度と無駄な時間とお金を使わないようにしてくださいね」と笑顔で送ります。

初診時にみなさんが感じることは「え〜ッ！　本当ですか？」です。私が「これくらいの症状なら意外と簡単に改善しますよ」と説明しても、この人は何を言っているのか？有名な足の専門医やプロアスリートを診ている病院でも治らなかったのに――、と疑いの眼差しで聞いています。

施術後、痛みがほとんどなくなってもまだ半信半疑の方々が次の来院時には、明るい顔で喜んでおられる姿を、私は楽しんでいるのですが、どこへ行っても何をしてもよくならなかった痛みが解消すると平然と言われても、長年悩まれてきた方はプチうつ状態になっておられることもあって、脳がうまく処理できないのは無理のないことかも知れません。

■――世の中は役割分担で成り立っている

前述したように私は特別のことをしているのではないのですが、手間を惜しまないことと一回の施術の際、ポイントを絞ってそこに時間をかけるという工夫はしています。**私の**

施術の鉄則は〝負担を一定期間取り除くこと〟そして〝弱さを強さに変えること〟です。

私が担当する症状は、手間と時間をかけないとよくならない症状です。すべてとまでは言いませんが、事務作業が多く俗に三分診療と表現されるくらいに忙しい病院が、本当は手間と時間をかければ治せる症状を、私が変わって肉体労働的に丁寧な施術で対応しているのです。

間違わないでください。私は病院が悪いと言っているのではなく、病院と私のアプローチの仕方が違うと言っているのです。

病院は、命に関わることには最先端医療で対応してくれます。今の医療は素晴らしく発達していますし、先生方は患者様を命がけで助けるために寝る暇を惜しんで研究しています。そのことに私は憧れと尊敬の念を抱いています。

一方、私たち施術家の役割は命に関わることではない、ただ不自由に悩まされストレスになる痛みを担当して、症状を解消することです。

意外と施術は疲れます。その意味で、私はいわゆる肉体労働を担当しているのです。

■――まるでシナリオがあるように導かれて

私がこの世界に入った理由は、私自身が小さい頃から足の痛みの問題を抱えて悩んだだからです。当時はサッカー少年で毎日のように走り回っていました。しばらくするとかかとの痛みが起こり、近くの整形外科では成長痛と言われましたが、小学三年から中学三年までの六年間、我慢しながら続けていました。その間、足の痛みは消えず苦しい記憶しかありません。

今にして思えば、あの苦しみがあったからこそこの世界に入り、天職と思える仕事について充実して暮らせているのだと、逆に感謝しています。あの苦しんだことがあればこそ、足の痛みに悩まされている方々の苦しみを理解して向き合うことができるのだと思います。

人の役に立ち喜ばれる人間になれたことを本当に感謝しています。

■——自分の人生訓を全うしたい

私には、これまでに生きてきた中で得た人生訓があります。

一、勇気とは、相手に勝つことではなく自分に勝つこと

一、礼節とは、人への思いやりの心

一、志とは、人の役に立ち喜ばれること

私が開いている空手道場教室『勇志塾』の道場訓でもあるこの三つを肝に銘じながら日々の施術にあたり、一人でも多くの方を救っていきたいと思っています。

まだまだ未熟な私ですが、一つだけ誰にも負けないこだわりがあります。それは、「本気で対応する」です。

より確実により早く成果を上げられる技術を探求して、痛みに悩まされている方々を解放すること——。それを目指して、一日二四時間考え続けています。

■——この本の役割

この本は、足の痛みに悩まされている方が自宅で痛みを解消すること（ホームケア）ができるように、できるだけわかりやすく書いたつもりです。

足の痛みに苦しんでいる方々が理解し、やるべきこと——。それは、決して難しいことではありません。しかし多くの人は、そのことを知りません。あるいは「常識のウソ」によって、間違った解釈をされています。私が足についての正しい知識、正しい重心の取り方や正しい歩き方、ケアの方法などを説明すると、「へえ〜ッ！」と意外そうな顔をされますが、実はそこに、足のトラブル（およびそれに付随して起こっている膝痛、股関節痛、腰痛など）のそもそもの原因があるのです。

治らないこと（結果）には、理由（原因）がありますが、間違った対処法をしていることが多いのです。そして、巷で言われている方法や対処法をやっても治らないのは、効果がないわけでなく、今のあなたに最適のタイミングではなかっただけなのです。

ですから、症状に合わせた正しい対処法を知ることができる本があれば、多くの方々が早く確実に痛みから解放されると考えて、二〇数年の施術経験で得た私の知識をまとめました。

一家に一冊、この本を片隅にでも置いていただき、痛みに悩んでいる多くの方々(子どもたち)のお役にたてれば幸いです(なお、専門的には足首からつま先までを「足」、骨盤から足首までを「脚」と呼びますが、本書では特別な場合を除いて、わかりやすく「足」と表記しました)。

二〇一七年八月

さいたま中央フットケア整体院・院長　**冨澤　敏夫**

目次

プロローグ　「不安定足首」と「ペンギン歩き」の悲劇

まずは、問題をはっきりさせよう！

PART 1

自分の「足」を知る

PART 2

自分でできる、足のコンディション調整

PART 3

正しく歩いて「不安定足首」「ペンギン歩き」を治す

PART 4

足を痛めたときのセルフケア法

PART 5 正しい靴の選び方

エピローグ

足を守るのも活かすのも、あなた次第！

プロローグ

「不安定足首」と「ペンギン歩き」の悲劇

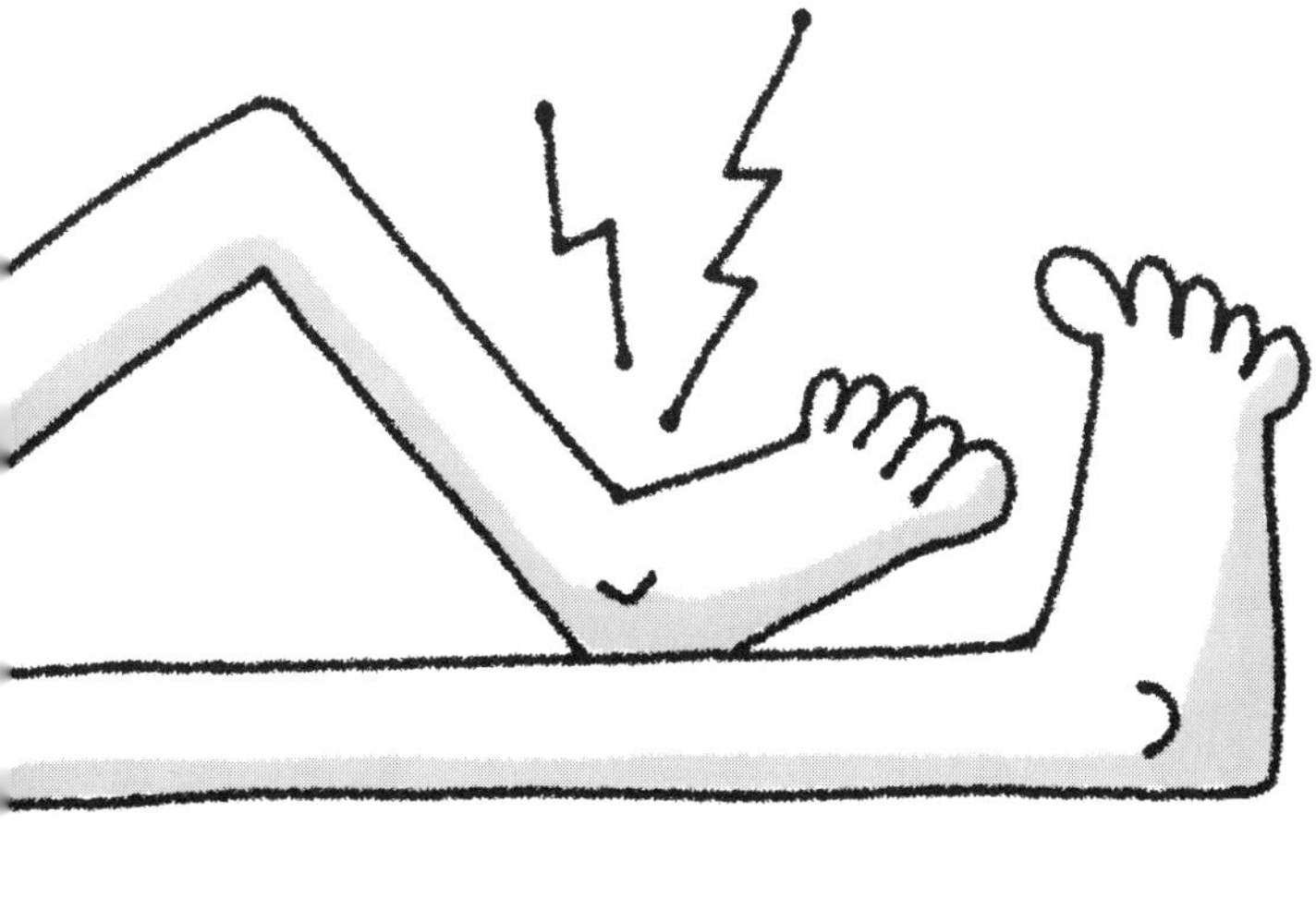

まずは、問題をはっきりさせよう！

◎足にトラブルを抱える人の共通点

外反母趾、偏平足、足の甲の痛み、足裏の痛み、足首の痛み、むくみ、だるさ、モートン病、足指の痛み、アキレス腱の痛み……。足の悩みはさまざまです。

あるいは、足首が太い（というか足首がない！）、ふくらはぎが太い（ダイコン足！）。ヒールを履いて颯爽と歩きたいのに、かかとが左右にグラグラする！　がに股で膝が曲がって、かっこ悪～い！

とくに女性にとっては、そんな美容上の悩みも少なくないはずです。さらに美容上の問題だけではなく、それはそのまま、足の健康の問題でもあります。

足の問題がやがては全身に悪影響を与えて、さまざまな症状を引き起こしているケースが多いのです。

原因は、いろいろあると思います。歩く時の癖や習慣も、人それぞれですが、実は足のトラブルを抱えている人には重要な「共通点」があるのです。

私はここで、冒頭から、あえて次のように断言します。

「すべての問題は、あなたの不安定な足首にあるのです！」

◎グラグラ足首、ガチガチ足首、グニャグニャ足首

それでは、あなたの足首のなにが問題なのでしょうか。それは、グラグラで、ガチガチで、グニャグニャな足首の状態です。すなわち、

①重力をしっかり支えられないグラグラ足首
②足首が十分に曲がらないガチガチ足首
③足首が左右どちらかに歪みながら歩くグニャグニャ足首

の三つです。

■グラグラ足首（横揺れタイプ）

立っていても歩いている時も足首が緩く不安定で、地震の横揺れと同じような状態が起こり、めまいなどの感覚に似た症状が起こります。歩くと横揺れはより大きくなって転びやすいため、捻挫などの要因となります。

子どもや女性、最近は男性にも多くなっています。とくに女性では子どもの頃からこのグラグラ横揺れがあり、成人になっても継続しているケースが多く見られます。子どもの場合は長く歩くと足首が痛いと訴えることがありますので、グラグラ足首は子どもの頃に治すのが理想です。

また、この足首の人は全体的に筋力が弱いため首を痛めやすく、首を痛めると自律神経を狂わせて体の不調を招きます。

■ガチガチ足首（回外足・内反足）

足首が硬いと、立っている時に足首が九〇度以上に曲がらないので、かかと重心（後方重心）になります。そのため後ろに倒れないように首を前に傾ける、いわゆる猫背の姿勢になります。猫背は、さまざまな体の不調をきたす原因の一つです。

さらに、体重が外側（足裏の小指側）にかかるた

め、足先が内側を向く歩き方（内股）になりやすく、やがてはO脚や腰痛にもつながります。

全般的に筋骨たくましいあるいは筋肉が硬い男性に多く、また、最近は子どもや女性にも多く見られます。

ガチガチ足首は、軽い捻挫をしても腫れが強く、大きなけがや骨折する場合があります。また、地面からの衝撃を過剰に受けて、骨と骨がぶつかるような痛みを引き起こしやすく、膝関節・股関節・腰や首にダメージを与えるため、将来足首の変形が強く起こる可能性があります。

■ グニャグニャ足首（回内足・外反足）

足首が柔らかすぎると、体重が内側（足裏の親指側）にかかる回内足になります。回内足は、膝や股関節、やがては骨盤の歪みを招きます。さらに背骨も歪ませて、側湾なども起こりやすくなります。

この状態で歩くと、体重がどちらかに片寄り、片寄った側は日頃から過剰な負担にさらされてストレスがかかり、痛みや不調につながります。

X脚の人に多く、歩いたり走ったりする時に足首の内側が痛くなり、膝の内側がひねられて内側の膝痛を起こしやすくなります。

また、歩くたびに体に必要のない無駄な動きが起こるため、長く歩くと足首の関節が変形しやすくなります。グニャグニャ足首は偏平足や女性に多く、長く放置すると外反母趾や偏平足が進行して足先が外を向く変形を起こしやすいため、難治性で手術を勧められる可能性が高くなります。

このようにグラグラ足首、ガチガチ足首、グニャグニャ足首は、足の健康と美に大きな悪影響を与えている、まさに、諸悪の根源なのです。

グラグラ足首、ガチガチ足首、グニャグニャ足首の違い

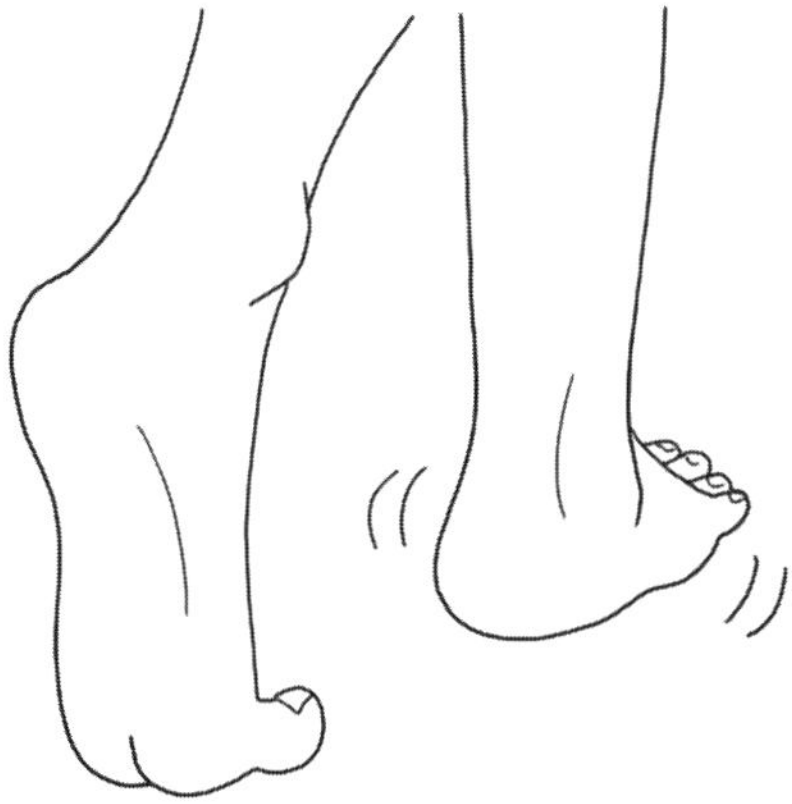

● グラグラ足首

歩くたびに
グラグラしている

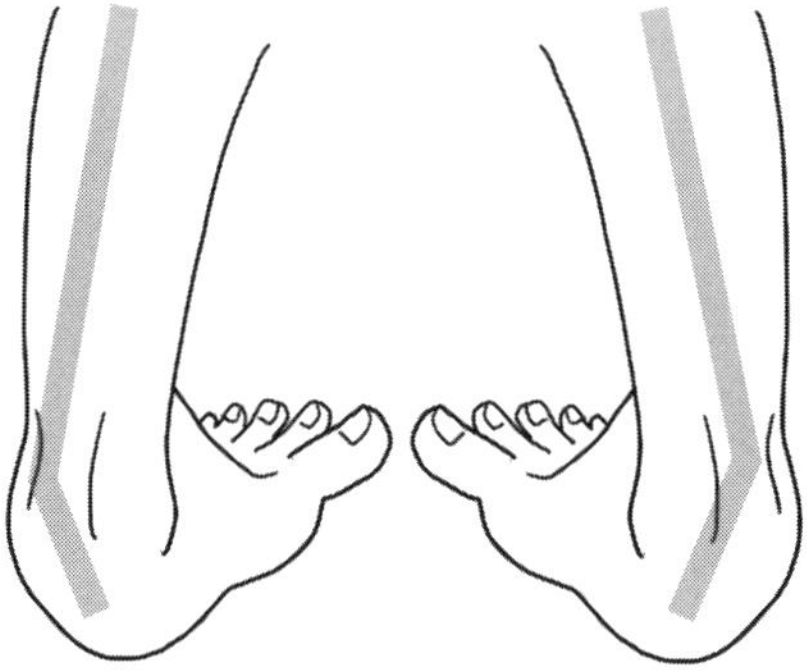

● ガチガチ足首

体重が外側（小指側）にかかる

グニャグニャ足首が
内向きになった状態

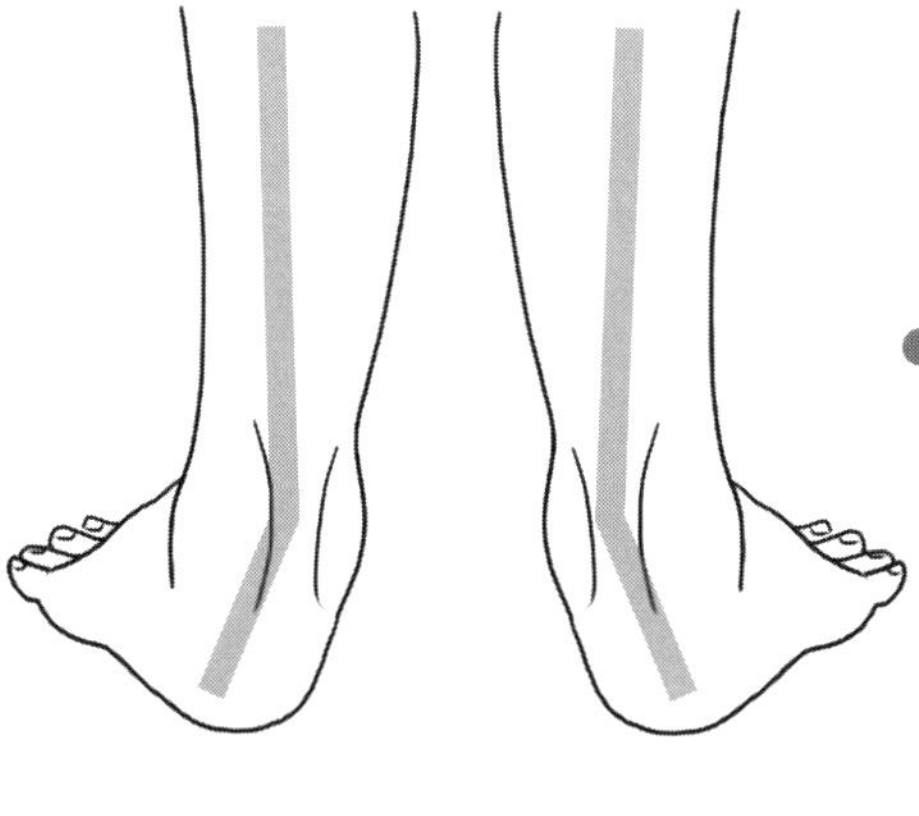

● グニャグニャ足首

体重が内側（親指側）にかかる

足首がゆがみ、
内側（親指側）につぶれる

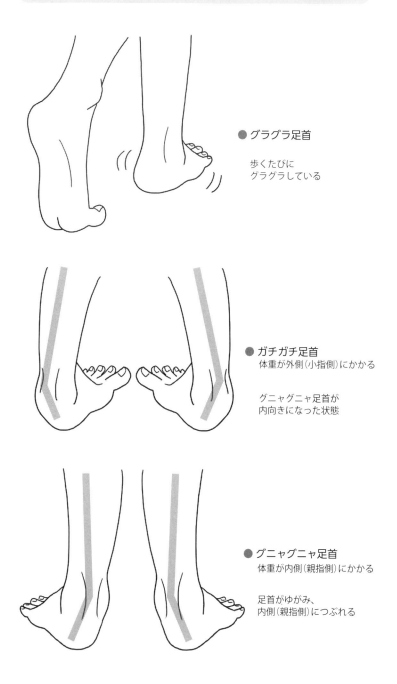

◎あなたの足首、診断します！

グラグラ・ガチガチ・グニャグニャの足首に大きな問題があることがわかっていただけたところで、あなたの足首がグラグラ足首やガチガチ足首、グニャグニャ足首なのかどうかを検査・診断してみることにしましょう。

後ろから見てくれる人がいるとわかりやすいので、誰か近くにいる人に頼んで次のような足首チェックをしてみてください。一人の場合は、鏡などを利用するとよいでしょう。

①グラグラ足首チェック

まずは、つま先立ちです。ふらつくことなく、安定して立つことができますか？

グラグラ足首の人は、安定してつま先立ちができないことが多いのです。

②ガチガチ足首チェックⅠ

両足をそろえて、膝を抱えるようにしゃがんでみてください。かかとを床につけたままでは深くしゃがむことができなかったり、後ろに転がってしまいませんか？

③ガチガチ足首チェックⅡ

ふつうに正座してみてください。足首が伸びなくて座れない、ということはありませんか？

④グニャグニャ足首チェック

立った時、足首が内側に曲がって歪んでいませんか？（後ろから見ると、アーチがつぶれてかかとが倒れて見えます）

いかがでしたか。

「足にとくに問題はない」と思っていたあなたも、もしかしたらグラグラ足首、ガチガチ足首、グニャグニャ足首だったのではないでしょうか。

グラグラ足首チェック

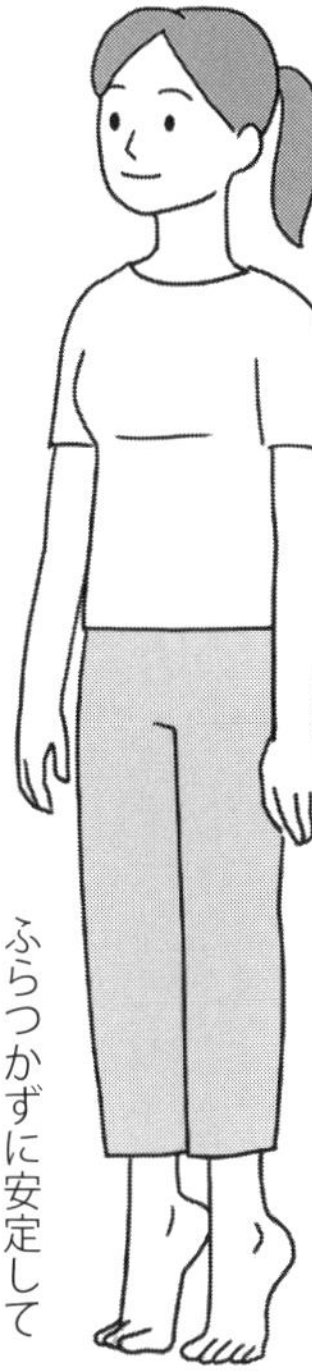

ふらつかずに安定して
つま先立ちができるか？

グニャグニャ足首チェック

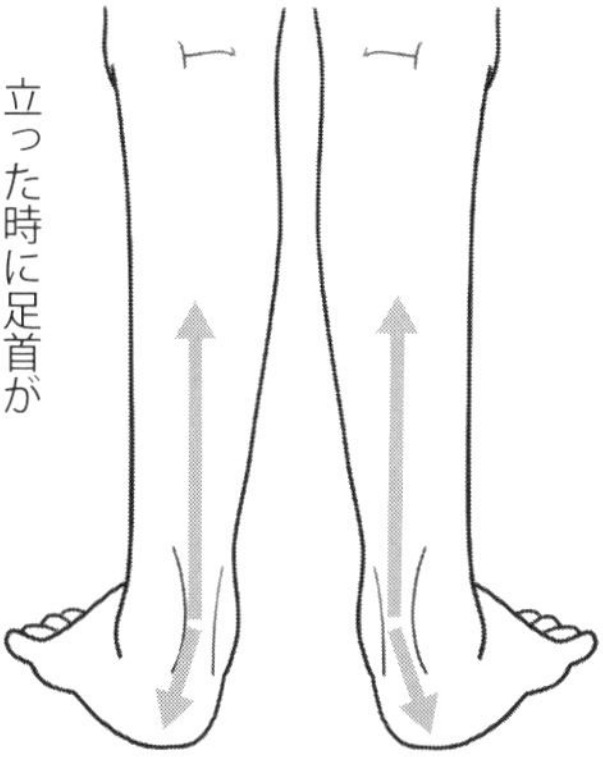

立った時に足首が
曲がって歪んでいないか？

ガチガチ足首チェック

Ⅰ 両足をそろえて
膝を抱えてしゃがむ。
かかとを床につけたまま
後ろに転がらずに
深くしゃがんで
いられるか？

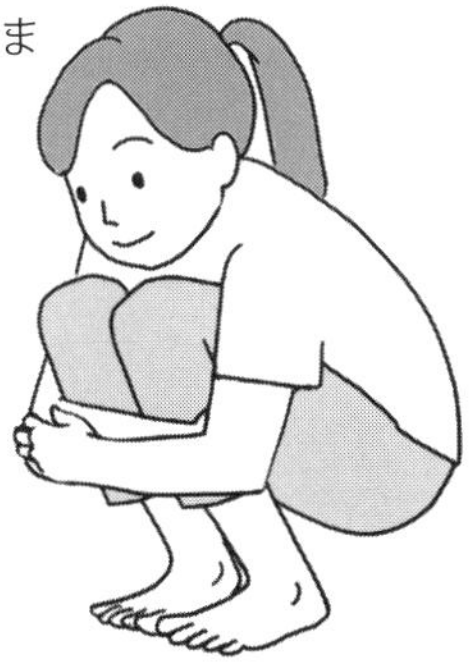

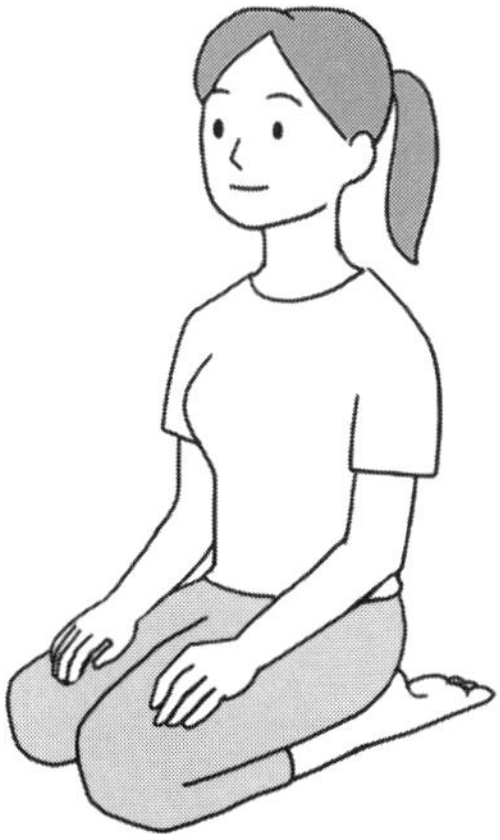

Ⅱ 足首を伸ばして
正座ができるか？

◎「ペンギン歩き」していませんか？

さて、グラグラ・ガチガチ・グニャグニャの足首（これからはわかりやすく、この三つの足首をまとめて**「不安定足首」**と呼ぶことにします）が、私たちが解消・改善すべき問題（言わば諸悪の根源）であることがわかりました。

ところで、実は、この「不安定足首」のほかに、もう一つ課題としたいキーワードがあります。

それは、**「ペンギン歩き」**です。

とても可愛くて、子どもたちばかりでなく大人にも人気があるペンギンですが、その歩き方をよく見てください。

ペンギンは、かかとに重心を置いたまま、ペタペタと歩いていています。これがまた可愛くてたまらないと言う人も多いのですが、このような歩き方を私は「ペンギン歩き」と呼んでいます。

同じように足首が弱くてしっかり機能していない人は、かかとからつま先（足指）に重心を移動して歩くことができないので、このような「ペンギン歩き」になってしまうのです。

これもかっこ悪いだけでなく、足の痛みをはじめ、変形、さらに膝痛、股関節痛、腰痛などを引き起こす要因となるのです。

足の変形や痛みで悩む人、足の健康と美を求めている人は、先に述べた「不安定足首」と「ペンギン歩き」を克服しなければなりません。

そして、この二つはセットのようなものですから、一緒に克服することが大切なのです。

この二つを解消・改善するということを強く意識して、この本を読み進めてください。

ペンギン歩き

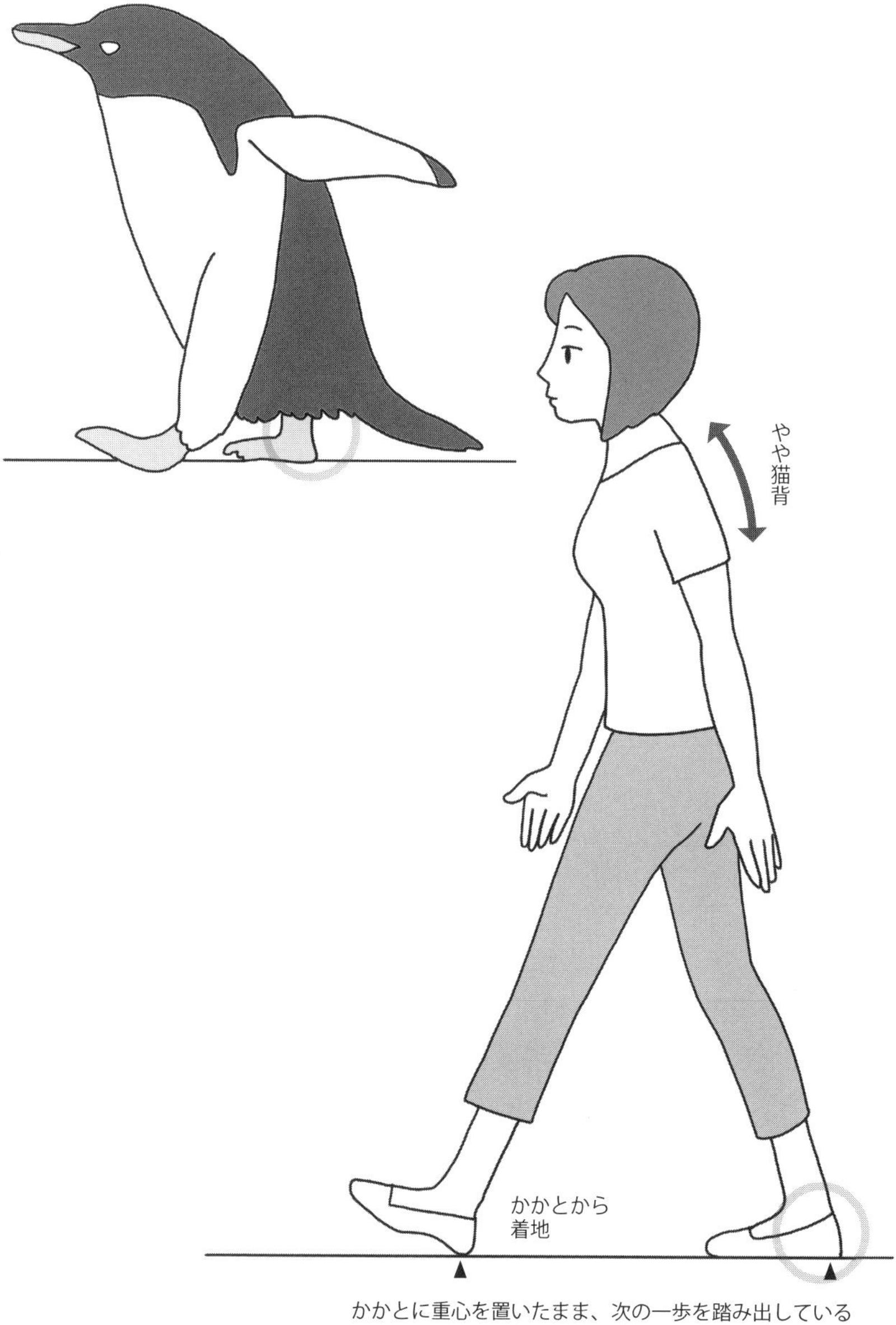

かかとに重心を置いたまま、次の一歩を踏み出している

◎大切なのは「足指」の使い方を知ること

「不安定足首」と「ペンギン歩き」を克服するには、足が本来の機能を果たせるようにしなければなりません。

当たり前の発達ができなかった結果が「不安定足首」「ペンギン歩き」ですから、ふつうに当たり前に動けるように足を鍛えるのです。そうすれば足の痛み、そのほかの痛みの再発予防にもなります。

では、ウォーキングやランニングで鍛えればよいのかと言うと、そんなに単純で簡単な話ではありません。

「不安定足首」でそれなりの（つまり、ある程度ハードな）トレーニングをやれば、不安定な足首が解消される前に、足や膝、腰などを痛めてしまうおそれがあるのです。

「不安定足首」は重力に弱くて、地面からの負担をモロに体に伝えてしまいます。通勤や通学などふつうに歩いているだけでも、長年続けているとより多くの負担を強いられるために、外反母趾、偏平足、足の痛み、モートン病、捻挫しやすいといったトラブルに見舞われやすいので注意が必要なのです。

そこで、まずはふつうのトレーニングができるような足にならなければいけません。

この時に大事なのが、**「足指の第一関節を意識する」**ということ。その具体的な考え方や実践の仕方についても、本文でじっくり述べたいと思いますので、ぜひ参考にしてください。

足指の第一関節をいつも意識しながら、かかと、土踏まず、さらにふくらはぎや太ももを含めた脚全体までケアして正しく鍛えることによって「不安定足首」「ペンギン歩き」は改善していきます。

足指の第一関節を意識する

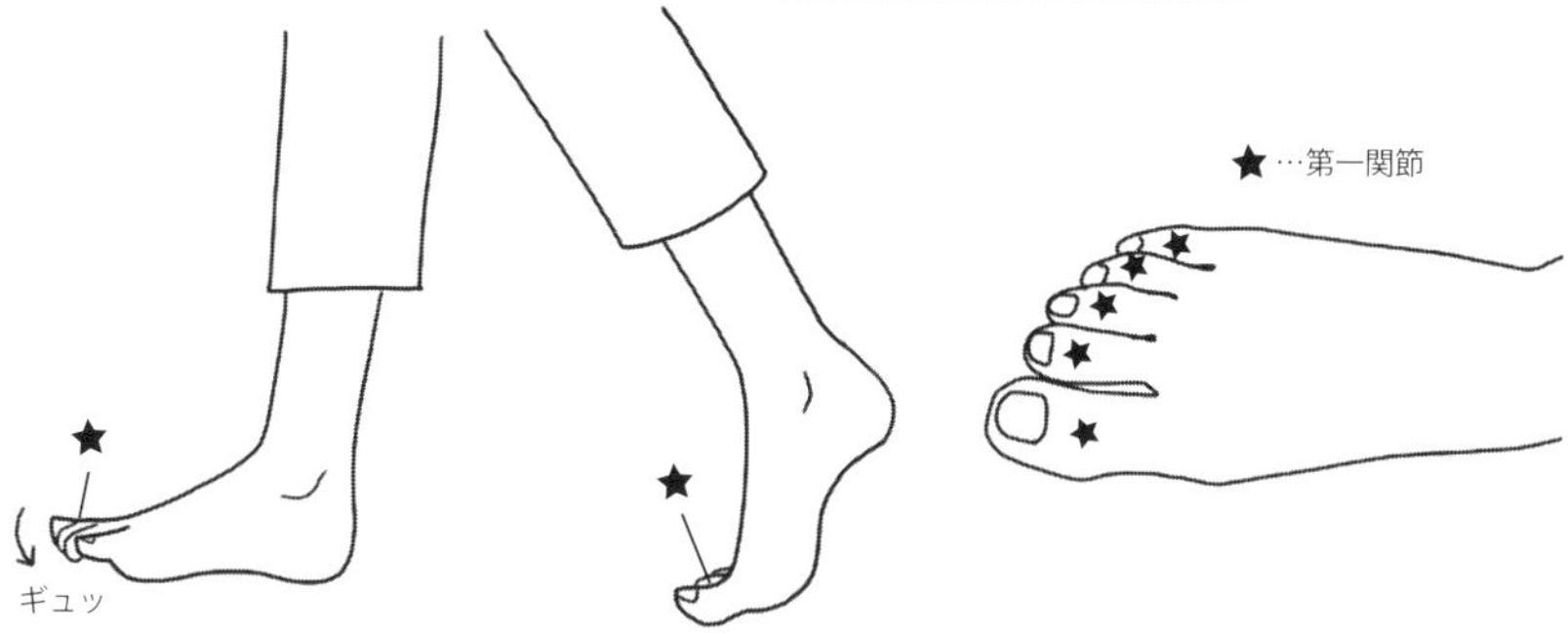
★…第一関節
ギュッ

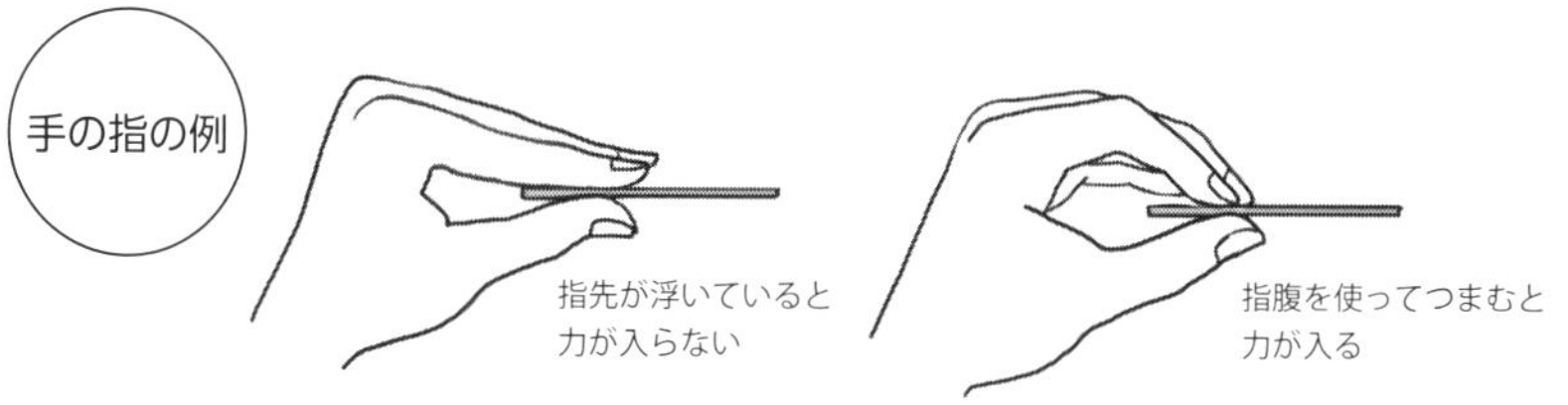
手の指の例
指先が浮いていると
力が入らない
指腹を使ってつまむと
力が入る

◎さあ始めよう、美しい足、健康的な足を求めて！

フットケアを専門とする私にとってはとても残念なことですが、一般の方々は自分の足についてあまり深くは考えておられず、どちらかと言えば無関心な人が多いようです。

一方、足に関する健康情報はテレビや新聞、本などでもたくさん紹介されていますので、多くの人が見たり読んだり聞いたりして理解されているようですが、実は知識が消化不良だったり、状態によっての対処法を間違えていたりで、かえって足のトラブルを悪化させている人がとても多いのです。

このような無関心さや誤った知識、対処法による足のトラブルが原因となって筋肉や骨格までを歪ませて、腰痛や肩こりなどさまざまな全身症状につながっていることは重大な問題です。

皆さんがふだんあまり関心を持っていない足（特に足首）の問題が、やがては全身に影響を及ぼして、不快な症状の原因になっていることを、ここで改めて再認識していただきたいと思います。

しかし、健康的で美しい足を勝ち取ることは、決して難しくはありません。

ただしそれは、正しい知識とケア法を知らなければ絶対にできません。そのために本書では、家庭で誰にでもできるフットケア法をお教えします。

足の痛みに悩まされているお年寄りはもちろん、働き盛りの男性も女性も、子どもたちも、本格的なアスリートも、スポーツ愛好家も、部活や体育会で頑張っている学生たちも、すべての人が行うべきフットケア法です。

本書を参考にして正しいやり方を実践すれば、結果は必ず現れます。

足首の問題が全身に影響する

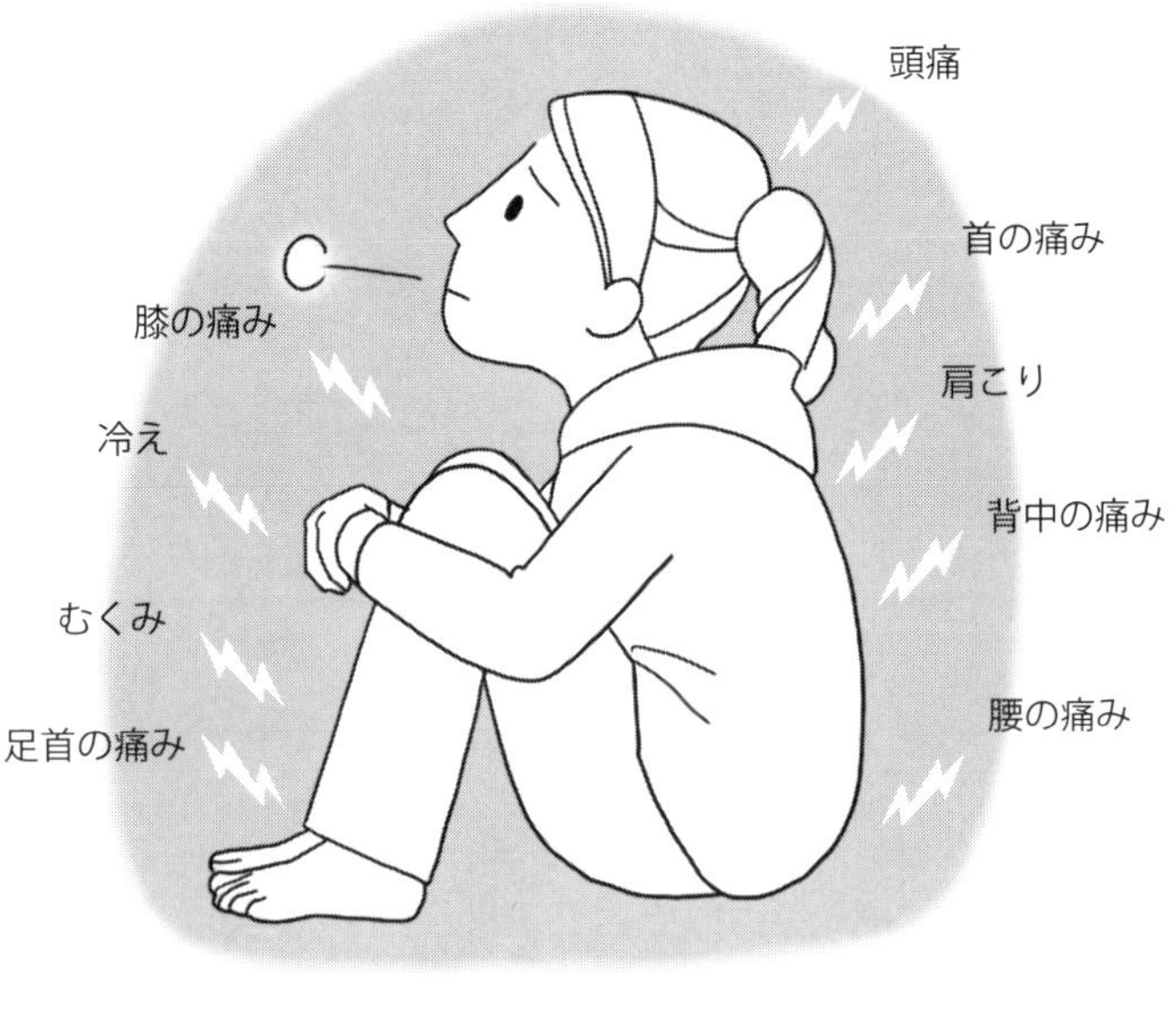
頭痛
首の痛み
肩こり
背中の痛み
腰の痛み
膝の痛み
冷え
むくみ
足首の痛み

PART 1

自分の「足」を知る

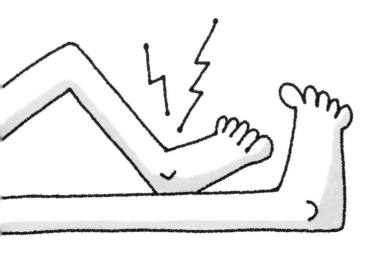

足の構造と機能は？

◎自分の「足」に関心を持ちましょう！

人類は、二本足で歩く生き物です。二足歩行によって私たちは手を自由に使えるようになって、大脳が発達し、ここまでの文明を築き上げることができたのだと言われています。と言うことは、「人類の文明は足でつくられた」、と言ってもよいのではないでしょうか。

それなのに、発達した現代社会では、私たちの足はかなりないがしろにされています。

走り回って食糧を獲得する必要がなくなり、また交通機関も便利になって、足の存在価値は大昔ほど大きくなくなったのかも知れません。足の不健康がそのまま死につながるような時代は、とっくの昔に終わったのです。

自分の足を使って移動する距離は、社会が便利になるほど短くなり、それとともに人間の足はとても弱ってしまいました。その傾向は、おそらくここ三〇年で顕著になってきたと思われます。

子どもたちから若い人、働き盛り、お年寄りまで、そして男性も女性も、足のトラブルを抱えている人がとても増えているのです。

足の不調は、決して足だけにとどまっているものではありません。その悪影響は、膝や腰、さらには全身の骨格にまで及びます。

足の不調が骨格にまで及ぶということは、全身の健康にも深く関わっていると思われます。また、足のトラブルはそのまま私たちの動き、運動に関わってきます。足の痛みによって動きや運動が制約を受けることは、心の問題にも、なんらかの悪影響を及ぼしているのです。

とくに**「子どもたちの心身の健康には、まず足の健康を第一としてほしい」**、これが私の心からの願いなのです。そして、子どもだけに限らず老若男女、すべての人が、もっともっと自分の足に注目して大事にしてあげてください――。という思いを込めて、次は私たちの足がどのような仕組みになっているのかを見ていきましょう。

悪循環が不調を招いている

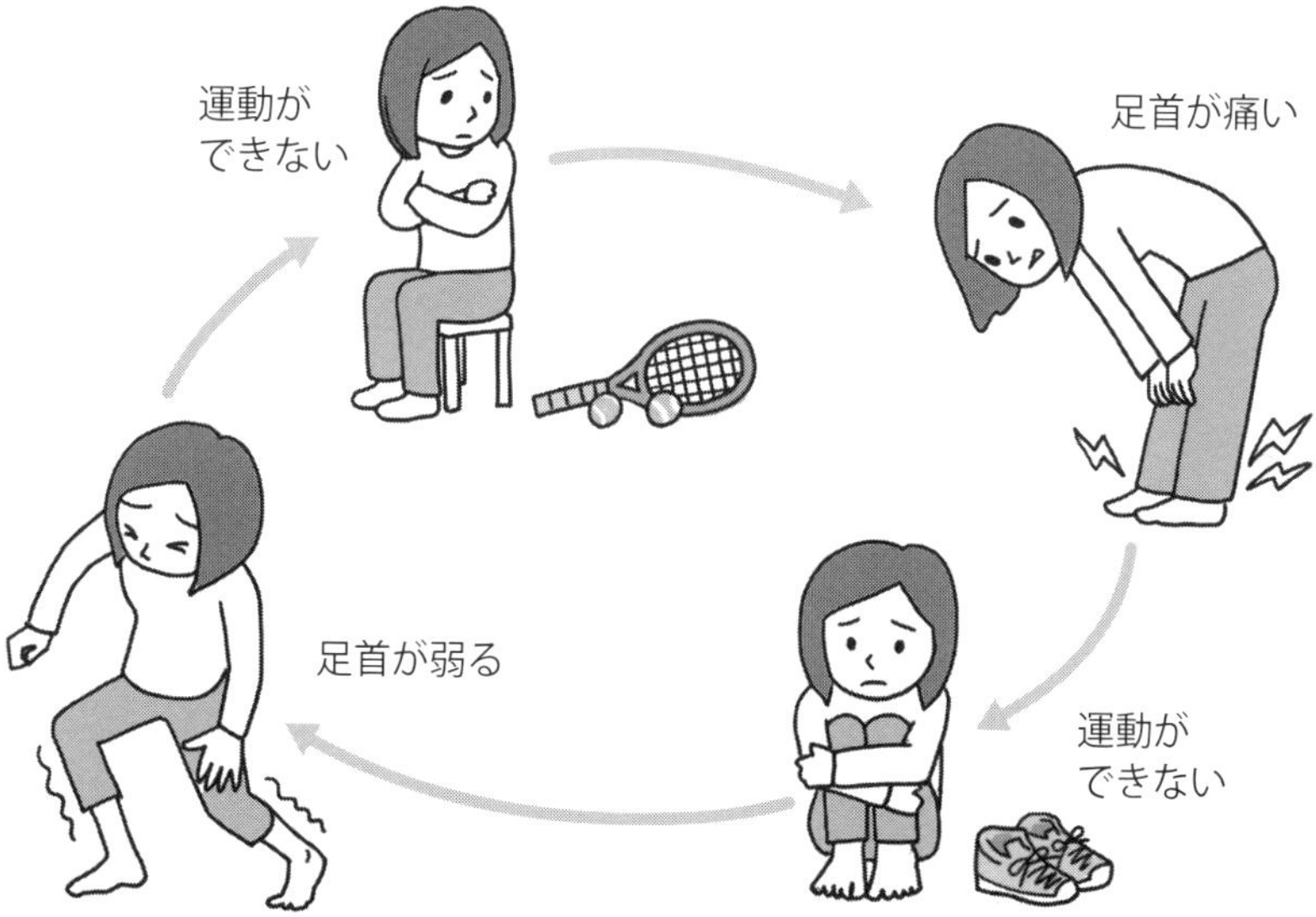

運動が
できない
足首が痛い
運動が
できない
足首が弱る

◎五六個もの骨が組み合ってできている足

ところで、私たちの足には、骨がいくつあると思いますか。

全身は二〇六個の骨でできていると言われますが、足はそのうちの五六個をしめているのです。

つまり、全身の約二七%をしめる数の骨によって足は組み合わされているのです。

それぞれの骨は靱帯や関節包によってつながっています。骨のつなぎ目部分は「関節」になっていて、動くようにできています。

大きな動きができる関節もありますが、微妙な動きしかしない関節もあります。しかし、いかに小さな動きしかしない関節であっても、なぜそこが関節になっているのかと言うと、それは「動く必要があるから」です。

足の骨格構造

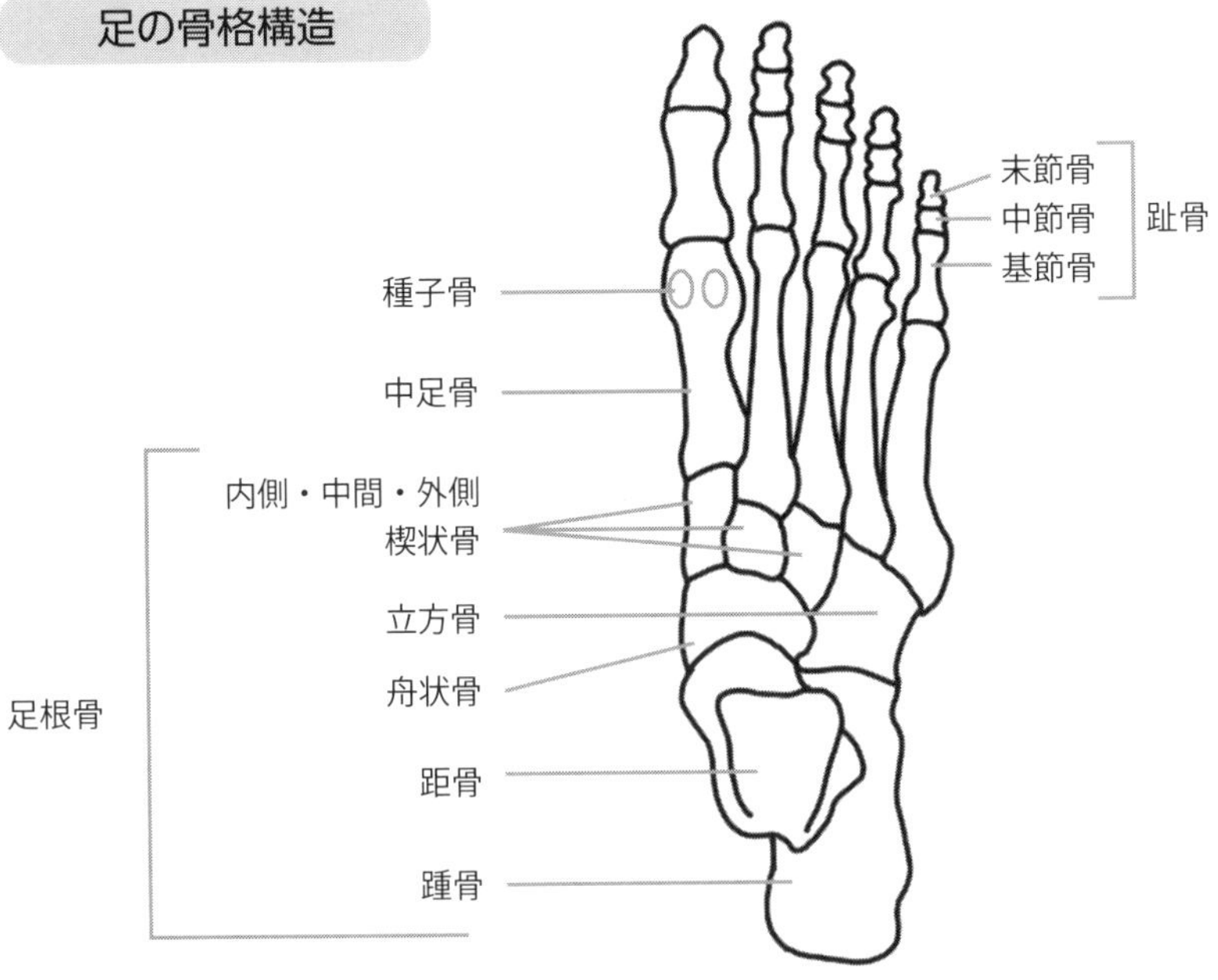

末節骨
中節骨
基節骨
趾骨
種子骨
中足骨
内側・中間・外側
楔状骨
立方骨
舟状骨
距骨
踵骨
足根骨

一見、単純な形をしている足ですが、その内部は五六個もの骨によって構成され、それぞれが微妙な動きをするという、きわめて精密な仕組みになっていることを、わかっていただきたいと思います。

それだけたくさんの骨と靱帯などの結合組織があることは、それだけ故障しやすい宿命を背負っているということでもあります。

足の痛みは、足の指、足の裏、甲、くるぶしなど、あらゆるところに起こってきます。

また、足を直接的に動かす筋肉やその時に関連する筋肉は、ふくはらはぎを中心に下肢全体に及んでいます。それらのたくさんの筋肉群も、足の不調によって不自然な緊張が強いられ、痛みとなって現れてくることもあります。

逆に言えば、これまで原因不明と言われてあきらめていた慢性的な膝痛や腰痛も、足を調整して正し

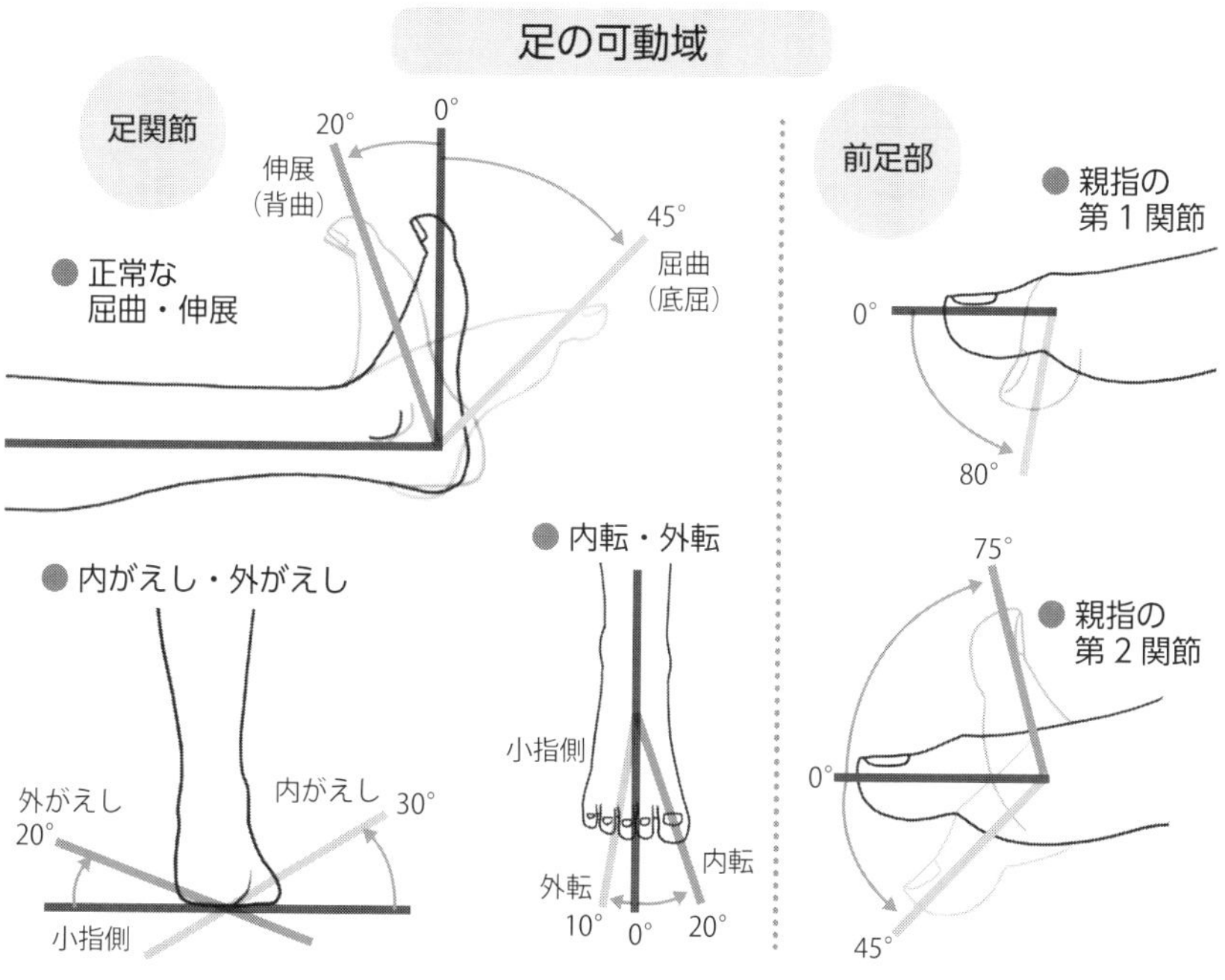

い歩き方ができるようになれば治っていくことが非常に多いということです。
それくらい、足は複雑で非常に大きな影響があるのです。

◎足が担う三つの機能は、アーチのおかげ

足の機能には、大きくわけて以下の三つがあります。

① 安定機能

驚くべきことに、両足の裏の面積は体のわずか二%しか占めていません。その二%の面積で私たちは全身を支えて立ち、そのうえ自由自在に方向を変化させながら俊敏に移動することを可能にしているのです。

複雑な全身のバランスを支えている秘密は、足の縦横につくられた「アーチ」にあります。

縦方向のアーチは、土踏まずをつくっている足の内側が大きなものですが、足の外側にもアーチができています。また、五本指も内側に踏ん張るように全体が曲がっていて、これがもう一つの横アーチになっています。

縦方向のバランスを保っているのは、足指と土踏まずにある二種類のアーチです。この二種類のアーチによって①指先、②指のつけ根（中足）、③かかとという三点でうまくバランスを取ることができるわけです。

ロッククライミングでは、手足の四点のうち必ず三点は崖に接して体重を保持して登っていくことが鉄則です。同じように、足もこの三点で重力を保持して安定が得られているのです。

横方向のバランスを保っているのは、甲の部分のアーチです。足は左右に一つずつあるので、横方向

の安定は取りやすいと言えるでしょう。足が縦方向に長くできているのも、そのためと言えるでしょう。

そしてもう一つ大切なアーチが、足指の第一関節から第二関節にかけてのアーチです。このアーチのおかげで私たちは地面をしっかりととらえて立ったり歩いたりすることができるのです。

これら四つのアーチは、私たち人間がバランスを取りながら複雑な動きをするためにとても大切なアーチなのです。

② 免震機能

二足歩行する人間にとって避けられないのが、重力による負担です。

その負担は一般に思われている以上に大きく、全身的な影響をもたらします。そこで、人間の体の関節や筋肉はこの負担を吸収するように、うまく構成されています。

3つのアーチと足指アーチ

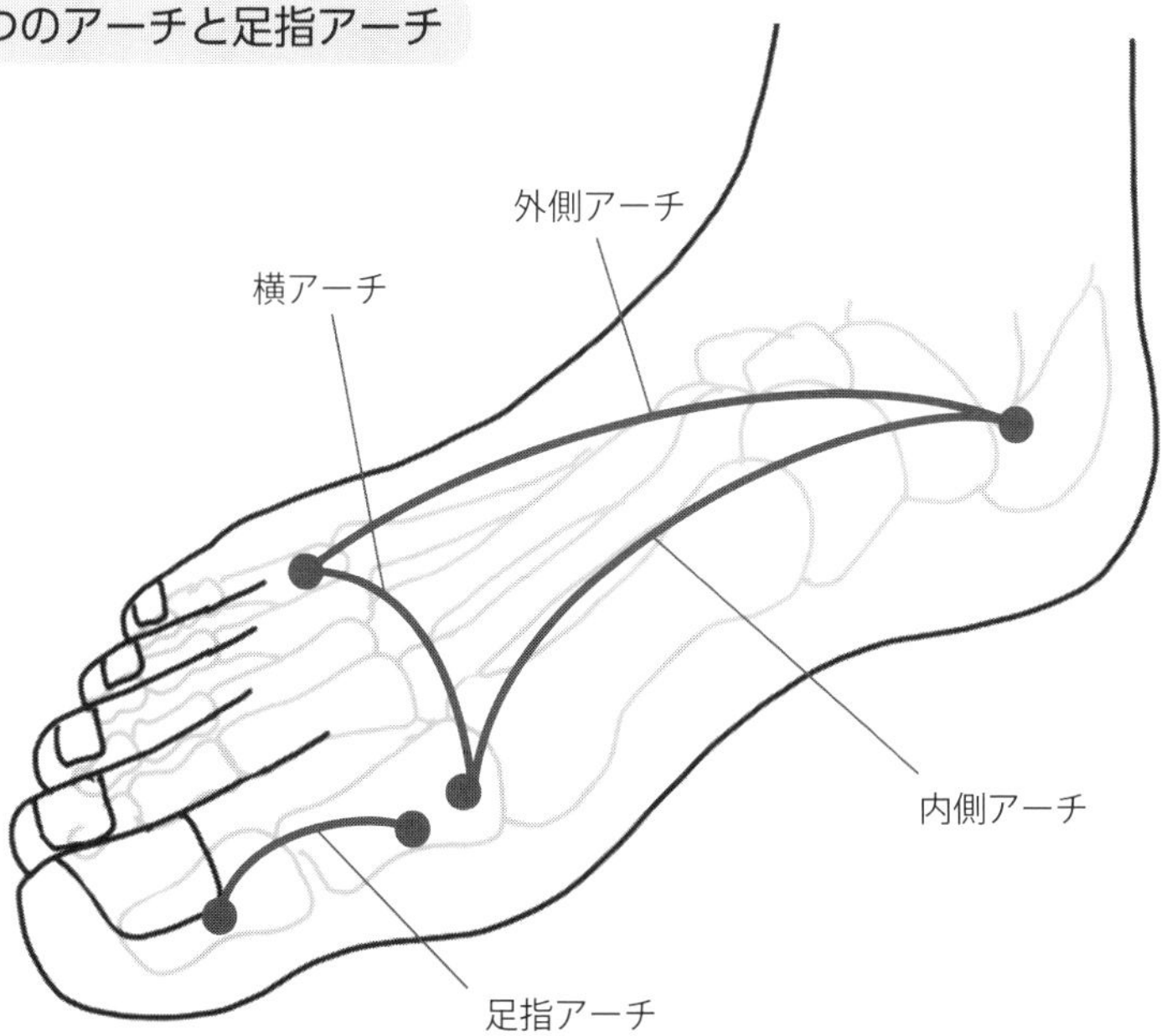

とくに全体重を足裏という小さな部分で受けとめる足にとっては深刻な問題で、そのために、足にはたくみな免震機能が備わっています。前述した安定のための各アーチは、ここでも非常に重要な役割を果たしているのです。

③ 運動機能

野球や相撲に限らず、あらゆるスポーツ選手が「なによりも下半身の安定が大事」と言っていることからもよくわかるように、立つ、歩く、走るという人間の基本的な運動は、すべて足が支えていると言えます。

たとえば歩く時には、かかとのあたりから足指に向けて、一歩一歩スムーズな体重移動が行われています。

この時、足のアーチは少しくずれては戻るということ（バネの動き）を繰り返しながら、安定と免震の機能を果たすと同時に、バネの機能を発揮して運動機能を支えています。

このように足のアーチはバネと同じように緩んでは戻るから機能的なのですが、ペッタンコになるまでつぶれてしまうと、台なしになってしまいます。このためアーチがくずれすぎないように、足からふくらはぎにかけてのさまざまな筋肉・靱帯が連動していくのです。

そして体重移動がつま先まで行った時に、足指のアーチで地面を押さえます。これが前進力となって、次の一歩につながっていくのです。

この足指による踏ん張りがないと、移動してきた体重を効率的に次の一歩につなげることができないため、不自然な部分に余計な力が入って疲れてしまうのです。

日常生活のなかではあまり気づかれていないこと

ですが、立っている時はもちろん、歩いたり走る時もジャンプする時も、足裏では筋肉群の絶妙な連携が行われているのです。

◎なぜ、「不安定足首」になるの？

足がとても重要な役割を担っていることが、わかっていただけたと思います。

しかし、私が街を歩いている人を見ると「不安定足首」の人ばかりで、これでは捻挫するのではないかとヒヤヒヤしてしまうほどです。

こういう人は、長く歩いたりスポーツに取り組んだりすると必ず足に障害を起こすのですが、本人は「不安定足首」の問題をそれほど気にかけていないことが多いのです。

それが「不安定足首」になってしまう原因の一つなのですが、さらにもう一つ大きな原因があります。

それは、多くの人が、正しく足を使っていないからと言えます。

先に述べた足が果たす三大機能（安定機能・免震機能・運動機能）を子どもの頃から正しく使っていれば、足首をしっかり支えて十分に使うための柔軟な筋肉（および靭帯）が自然にできあがるのです。

また、若い頃にひどい捻挫をした場合など、それが完治しないままにしていたために再発をくり返したりすると「不安定足首」になる可能性が高くなります。

実は、子どもの頃に起こった足首の捻挫をしっかり治しておくことは非常に大切なことで、その時にきちんと治しておかないと五〇～六〇代になって、さまざまなトラブルに悩まされることが少なくないのです。

その実例を紹介しましょう。

介護の仕事をしておられる六〇代の女性が来院されました。

膝や股関節、さらには腰が痛く、これでは仕事ができないと悩んでおられたのです。

足首の状態を見ながら、よくよく話をお聞きすると、小学生の頃に大きな捻挫をしたことがあるそうです。

その時は、取り合えず自宅にあった湿布薬を貼って、数日は友だちとの遊びを控えるなどしているうちに腫れや痛みも解消したそうです。そのためこれで治ったと思い、とくに病院などへは行かずにそのままふだんの生活に戻ったということなのです。

私の施術によって痛みが解消すると「あの時にちゃんと治しておけば、今頃になってこんなに辛くなることはなかったんですね。先生の話を聞いて足首の重要性が改めてよくわかりましました。これで仕事も頑張れます」と、とても喜ばれました。

この女性のように、とくに子どもの頃の足首の捻挫や骨折は、その後の人生にまで大きな悪影響を及ぼすことにもなりかねませんから、無理して長引かせないように、正しい応急処置と、安静を心がけることをこの本で学んでいただきたいと思います。

さまざまな足のトラブル

◎痛い、使わない、弱くなる、の悪循環を絶つ

人間は、足を使って動く動物です。

足を使って動かないのは（ついでに美味しいものを食べていれば）とても楽なのですが、そのような楽な生活を続けていれば、やがて足は衰え、運動不足から肥満して全身的な代謝がおかしくなり、病気になってしまいます。適度に足を正しく使って動くことは、人間にとって当たり前のことなのです。

現代社会は便利になる一方ですが、そのために人間は急速に足を使わなくなりました。さまざまな現代病の原因が実はそこにあると私は思いますが、同時に足自体の故障や痛みも、いまとても増えているのです。

簡単に言えば、足首が弱いのです。歩かないから足首が強く育たない、衰えてしまう、だから正しい歩き方ができずに機能バランスがくずれる、そのため偏ったところ（筋肉・靱帯・関節など）にいつも負担がかかり、足の変形や痛みにつながっていくわけです。

足の変形や痛みは、さらに日常的に歩き方を悪くしてしまいます。そのような状態になってしまって

は、なにをしても治りようがありません。そういう人がとても増えています。

この悪循環を絶つことが大事です。そのためには、足首をいたわりながら強くすることです。足首が強くなれば、正しい歩き方ができるようになり、足が正しい形に戻り、いくら歩いても痛みが起こらなくなります。その好循環を手に入れられるのです。

本書はその手引きになるはずです。

ここでは、現代人に増えている代表的な足のトラブルをいくつか説明しておきましょう。

■ 外反母趾

① 原因は「指上げ歩き」と「偏平足」

外反母趾は、足の親指の先が内側に曲がり、つけ根の関節が内側に大きく出っ張ってしまう変形です。診断基準としては親指が一五度以上曲がっているものを外反母趾としていますが、見た目でわかるくらいに曲がっていたら早めに対策を立てなければいけません。

外反母趾は圧倒的に女性に多いのですが、それはつま先がきついハイヒールの靴を履くからという単純な理由だけではありません。最大の理由は、女性は男性よりも筋力が弱いことにあります。

つまり外反母趾も、足が弱い人に起こる複雑なバランスのくずれの結果なのです。

もちろん、リューマチなどの病的要因、また遺伝的要因もありますが、外反母趾をつくっていくのは、第一に「足裏の衰え」です。

なぜ、足裏がしっかりしていないと外反母趾になるのでしょう。

足の裏の筋肉や靭帯が十分に使われず、鍛えられてないと、柔軟性が失われて硬くなってしまいます。

このため、歩く時に自然に足指が地面を踏ん張ることができず（指上げ足）、かかとに重心を乗せたまま歩くこと（ペンギン歩き）になってしまうのです。

足指でしっかりと踏ん張って歩かないと、歩く時に足首と親指が外側に流れます。そういうことが毎日、歩く時には必ず起こるために、外反母趾になっていくのです。

そして、これを助長するのが、サイズが合っていない靴です。

ゆるい靴で歩くと、かかとのところで脱げてしまいそうになり、それを防ぐには足指を反らして靴を引っかけなければなりません。これを一日中続けているうちに、指先で地面を踏ん張らない歩き方が癖になってしまうのです。

指上げ歩きは、足の機能を正しく使っていないので、歩行に必要なバランスをくずしてしまいます。

外反母趾

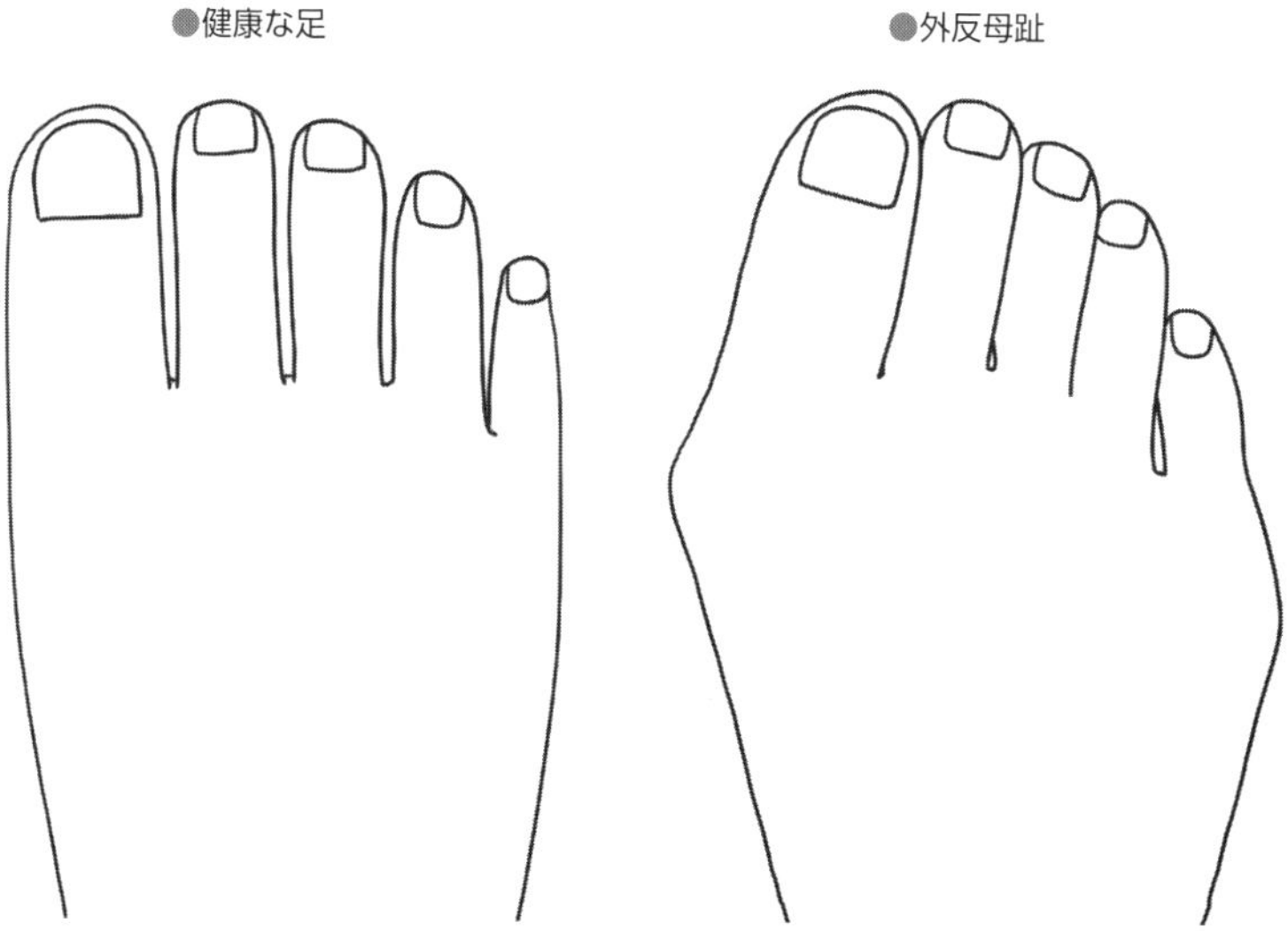

それが無理な力によって補正され、長い間に積み重なって外反母趾になるのです。

外反母趾の方の歩き方を調べると、ほとんどが指上げ足と偏平足です。外反母趾自体は的確なテーピングなどによって治っていくものなのですが、この指上げ足と偏平足があると治りにくく、治ったとしても必ず再発します。ですから、まず指上げ足と偏平足を治すことが大切です。

テーピングを行う一方で、根本的な足の機能を回復させて足のアーチをしっかりとつくり、正しい歩き方を覚え、正しい靴を選ぶようにする、ということが不可欠です。

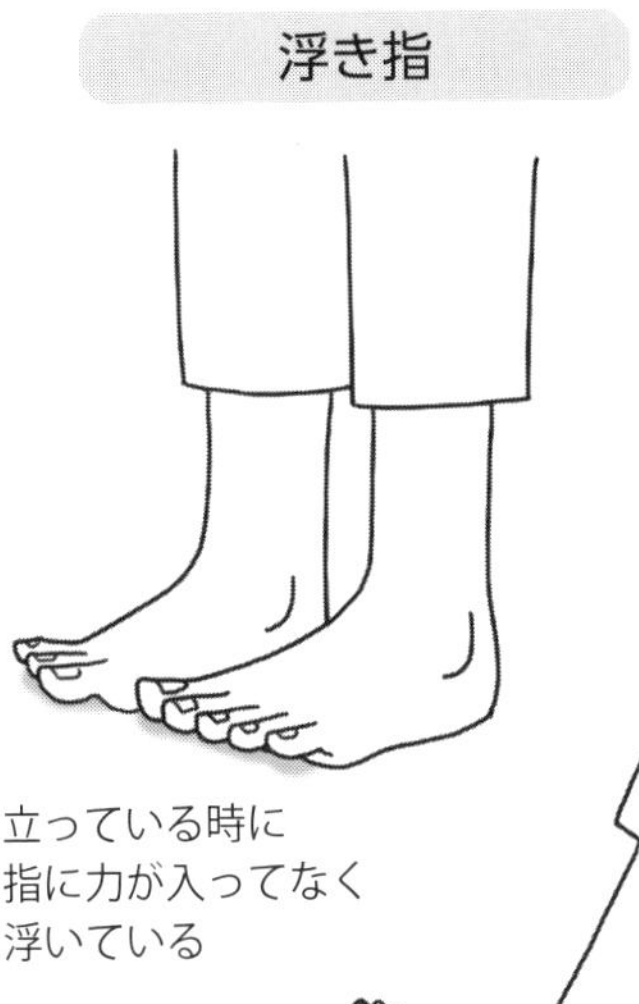
浮き指
立っている時に
指に力が入ってなく
浮いている

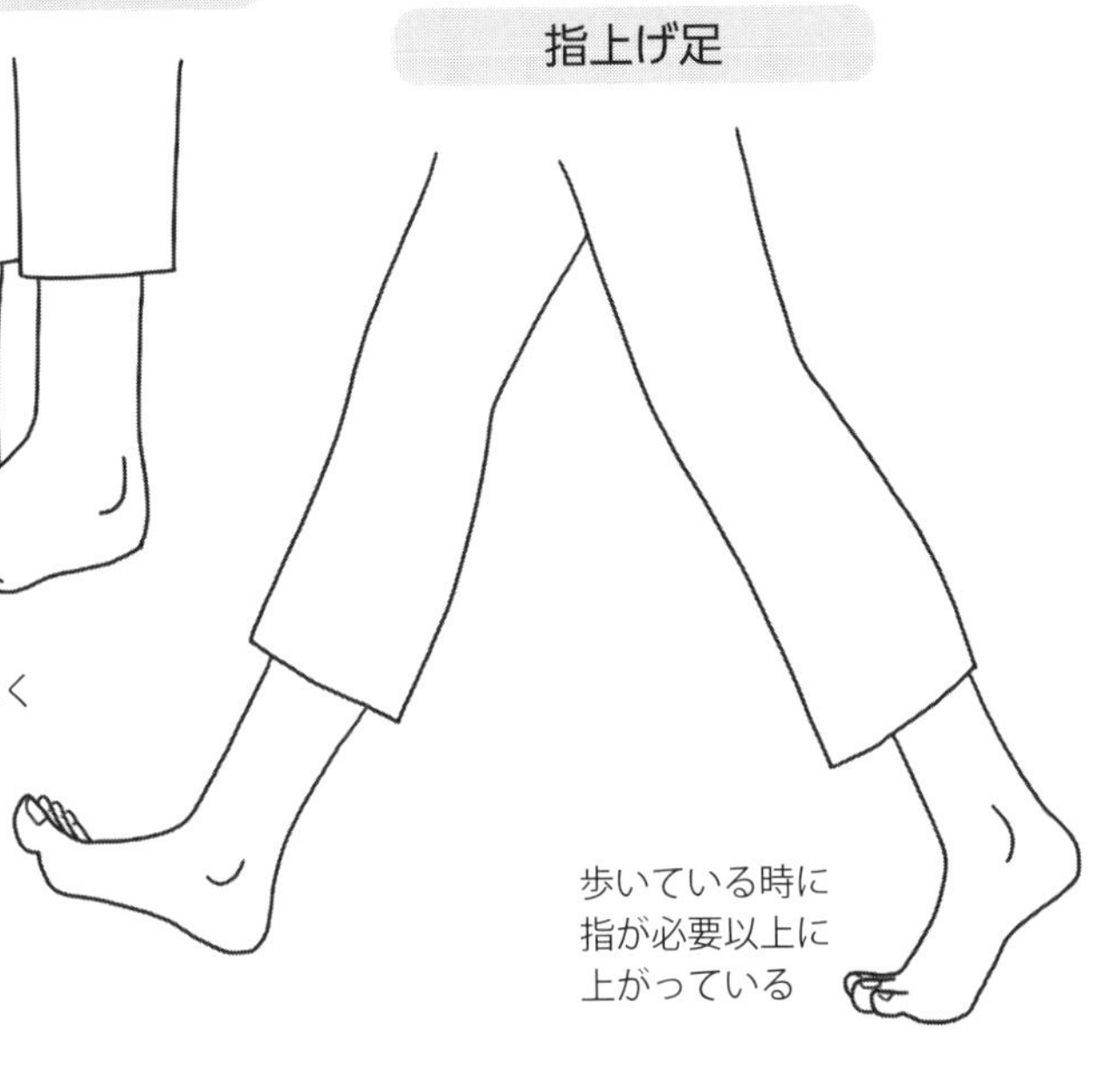
指上げ足
歩いている時に
指が必要以上に
上がっている

足の歪み・衰え

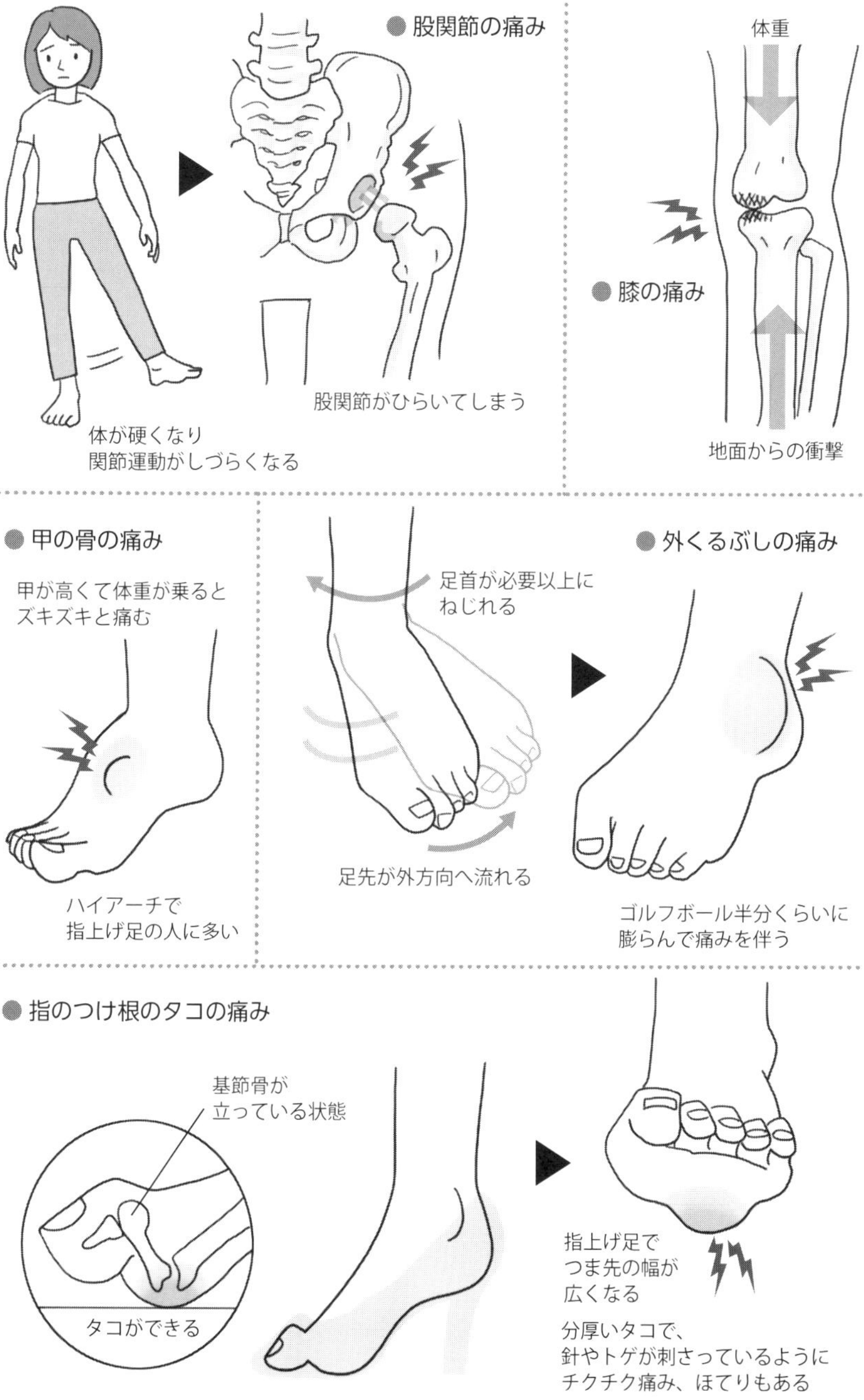
股関節の痛み
体が硬くなり
関節運動がしづらくなる
股関節がひらいてしまう
体重
膝の痛み
地面からの衝撃
甲の骨の痛み
甲が高くて体重が乗ると
ズキズキと痛む
ハイアーチで
指上げ足の人に多い
足首が必要以上に
ねじれる
足先が外方向へ流れる
外くるぶしの痛み
ゴルフボール半分くらいに
膨らんで痛みを伴う
指のつけ根のタコの痛み
基節骨が
立っている状態
タコができる
指上げ足で
つま先の幅が
広くなる
分厚いタコで、
針やトゲが刺さっているように
チクチク痛み、ほてりもある

■偏平足

土踏まずがなく、足裏が平らになっている足のことを「偏平足」と言います。

ただし赤ちゃんには土踏まずがなく、みんな偏平足です。その後、歩いたり走ったりして遊んだりしながら足が成長していく過程で、だいたい八歳くらいまでに土踏まずができてくるのです。

偏平足は、足裏の縦アーチが十分でないため、バランスを取ったり、スムーズに動いたりする機能が低下してしまいます。それを補うためにいろいろな筋肉に不自然な力が入って、足裏、足首、膝、股関節などが痛むようになります。

足の縦アーチ、つまり土踏まずは、足を正しく使うことによってできてきます。

裸足で遊び回っている子どもたちは、効率よく動こうとして、自然に足指を使うようになりますが、家の中でゲームや勉強ばかりしていると足の使い方を覚えることができず、縦アーチが形成されないまま大人になってしまうのです。

偏平足にならないためには、子どもの頃の生活の仕方がカギになります。

偏平足のまま大人になってしまったら、足を鍛えて正しい歩き方を覚え、できるだけ足を甘やかさず、しかし負担をかけすぎないように、適切なフットケアを心がけることが、さまざまな故障の予防になります。

遺伝的に偏平足の家系の人は、偏平足のままでも足のトラブルが起こりにくい場合もあります。しかし力学的に、正しい重心の取り方や正しい歩き方が変わるわけではないので、そうしたノウハウを理解して心がけておくのがよいでしょう。

なお、スポーツ選手など特別なトレーニングを続けた人は足の親指の筋肉が発達して太くなり、そのために偏平足になる場合もありますが、これは偏平足とは言いません。

■ハイアーチ

土踏まずは、深ければ深いほどよいというわけではありません。

偏平足とは逆に、土踏まずが深すぎて足の甲が高すぎる足も、よくトラブルに見舞われます。ハイアーチ（甲高）と呼ばれ、前述した指上げ足の人によく見られます。足の指が上がるために中足骨が下がり、甲が盛り上がっているわけです。疲れやすく、いろいろな障害の引金になります。

■モートン病

足指の第二指、第三指からそれぞれの指間の中足部あたりに、痛みや痺れが起こる障害を「モートン病」と言います。

「不安定足首」の人がハイヒールや合わない靴を履いていると足の横アーチがつぶれて、指の神経が圧迫されて痛むようになるのです。

つま先立ちになった時に横アーチがつぶれてしまうのは、足裏の筋肉が弱っているからで、それは「不安定足首」の原因にもつながっています。

腰痛による座骨神経痛とまちがわれることもありますが、本当の原因である「不安定足首」を治すことが根本になります。

■足底筋膜炎

正しい歩き方ができていないことで起こりやすい足の障害で、足裏の土踏まずからかかとにかけて痛みます。

とくに朝起きた時に痛いのが特徴で、歩いているうちに忘れてしまいますが、トレーニングなどを始めるとまた痛くなります。

つま先立ちする時に働く足裏の筋肉が弱い場合に起こりやすく、また偏平足の人もなりやすい障害ですから「不安定足首」の人は要注意です。

足裏の筋肉が過度に緊張しているので、裸足で硬いところを歩かないようにします。

■足の痛み（かかと、足裏、アキレス腱など）

かかと（内側）の痛みは、グニャグニャ足首の人に多い症状です。グニャグニャ足首は歩く時にかかとが内側に倒れ込むため、かかとに体重が乗りすぎることから痛みがひどくなります。

かかと（真下）の痛みは、足首の硬い人（ガチガチ足首）に多く、足首が柔軟に曲がらないため、かかとの真下に地面からの直圧を過剰に受けることで起きます。

かかとは怪我をしにくいところではあるのですが、薄い靴や裸足のままで硬い床の上などで作業した後に痛みが起こり、また、一度痛めると治りにくい症状です。

足裏の痛み（足底筋膜炎）も、足首の硬い人に多く、足首が柔軟に動かないことから足指を上げて歩くため（指上げ歩き）、足裏の筋肉を過剰に引っ張り足底筋膜の付着部に炎症が起きます。

アキレス腱の痛みも、足首が硬くて足指を上げて歩くため（指上げ歩き）、足裏の筋肉を過剰に引っ張ると同時にふくらはぎの筋肉の柔軟性がなくなって硬くなり、足裏の筋肉とふくらはぎの筋肉が双方からアキレス腱を引っ張り合うことで炎症が起こります。

これらの痛みに共通する改善法は、足首の柔軟ストレッチ（正座ストレッチ・六七頁参照）で、正しいやり方で目標とする状態にすること（左右差をなくすこと）が大切です。

■ 巻き爪

足指の爪、とくに親指の爪の両側が肉に食い込んで痛くなるのが「巻き爪」です。外反母趾と同じようにつま先がきついハイヒールなどを履く女性に多い症状と思われがちですが、原因はそれだけではありません。

実は、足裏と足指が弱くなってしまっているのが巻き爪の大きな要因の一つなのです。

巻き爪で痛みが出ると、歩く時に親指をかばうようになります。それが悪い歩き方を助長して、さらに巻き爪を悪化させるという悪循環に陥ってしまいます。

ですから、足裏と足指をしっかり鍛えて正しい歩き方を覚えるという、基本から治していかなければならないのです。

巻き爪は自然に治るものではなく、矯正や手術などで治します。本当にひどければ手術が必要になりますが、たいていは巻き爪ケア矯正によってよくなっていきます。

もちろん、足のトレーニングと正しい歩き方も並行して行わなければいけません。

また最近は、正しい爪の切り方を知らない人がとても多いようです。誤った爪の切り方をしていると、足指で地面をしっかり踏ん張ることができにくくなります。

悪い切り方をきっかけに起こってくる巻き爪も増えていますから、ペディキュアなどでおしゃれを楽しむ女性に限らず、正しい爪の切り方を覚えてください。

■ タコ・魚の目・角質

タコ・魚の目・角質は、悪い歩き方によって起こりますし、それがまたさらに悪い歩き方を促す原因となります。これも悪循環になるわけです。

タコや角質が厚くなり、硬くなっていくと、足裏の感覚が鈍くなります。このために、足裏の着き方（歩く時の着地のし方）におかしな癖がついてしまうのです。

また、タコや魚の目は痛みを伴うために、その痛みを避けようとして悪い歩き方になってしまいます。

多くの人が自分で削ったり市販の薬剤で取り除いたりしていますが、なかなか完治しません。それはやはり、歩き方におかしな癖がついてしまっているからです。

タコの内部に魚の目がある難治性のものもありますから、素人の対処法はお勧めしません。専門の機関に相談して対応しましょう。

正しい爪の切り方

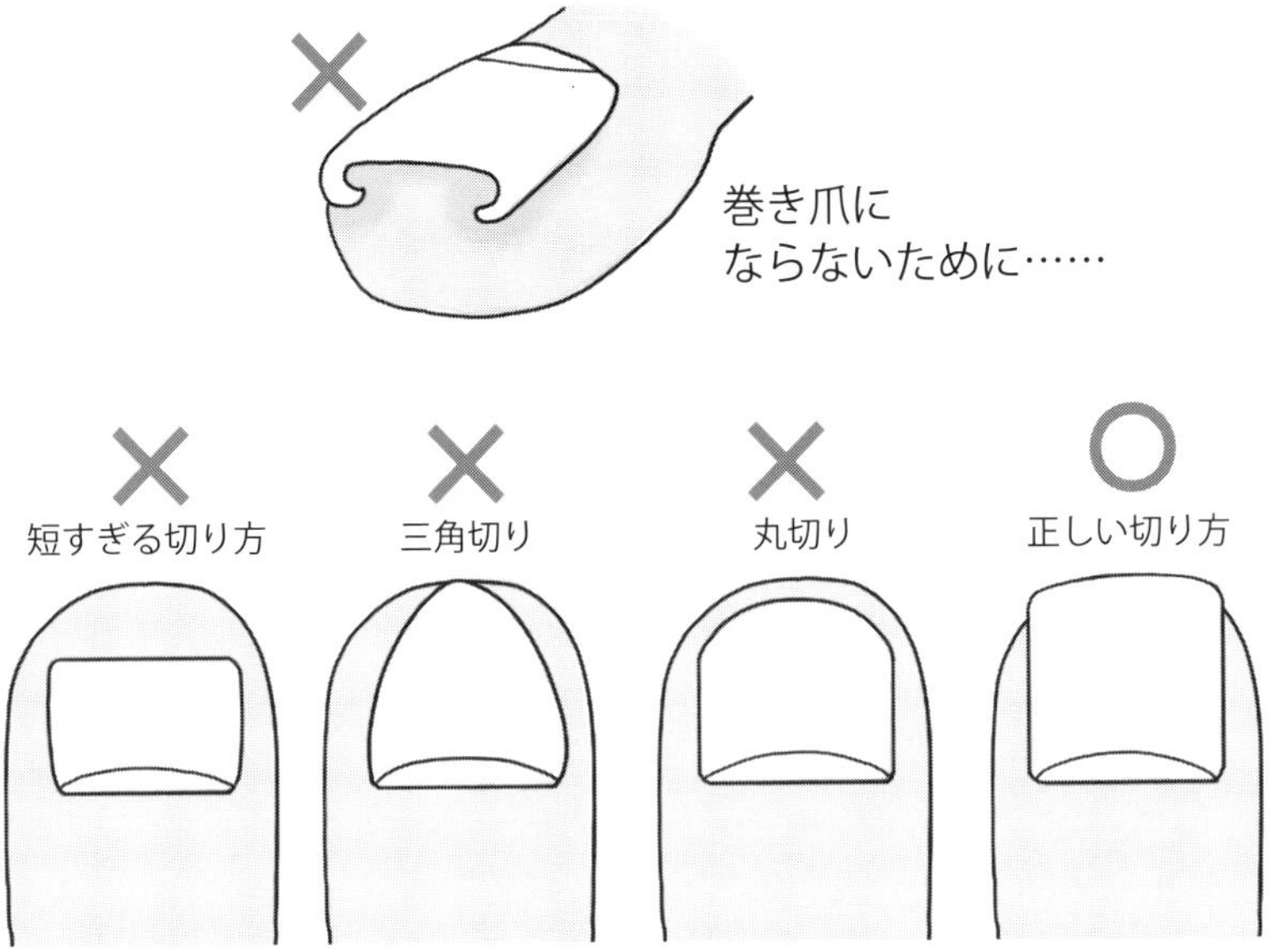
×
巻き爪にならないために……
×
短すぎる切り方
×
三角切り
×
丸切り
○
正しい切り方

ハイアーチ

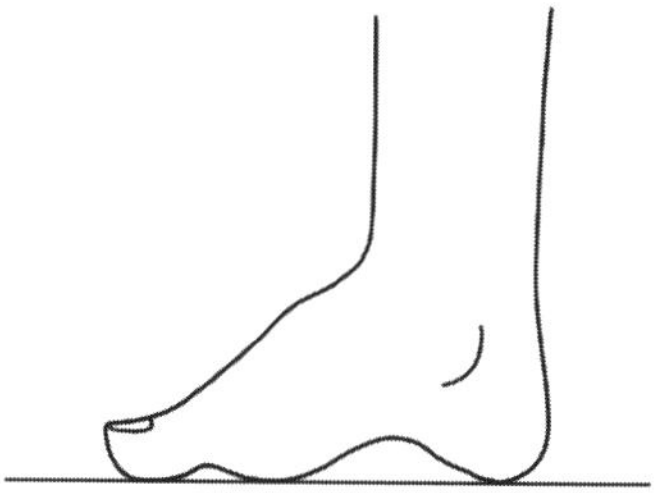

扁平足

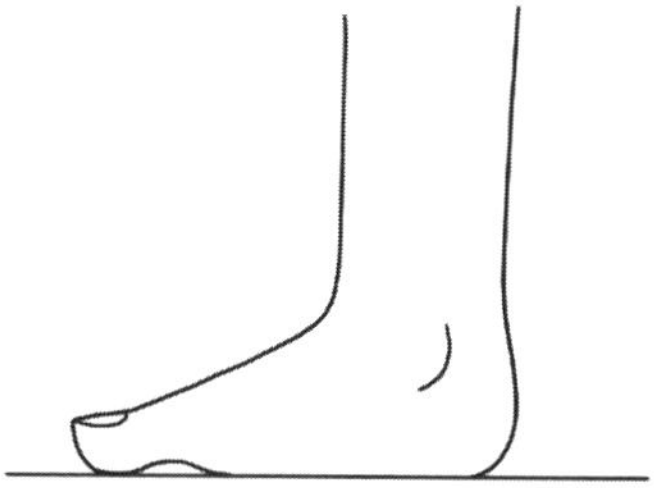

足底筋膜炎

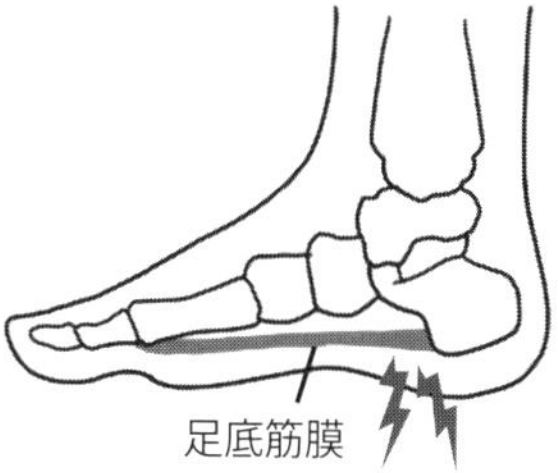

巻き爪

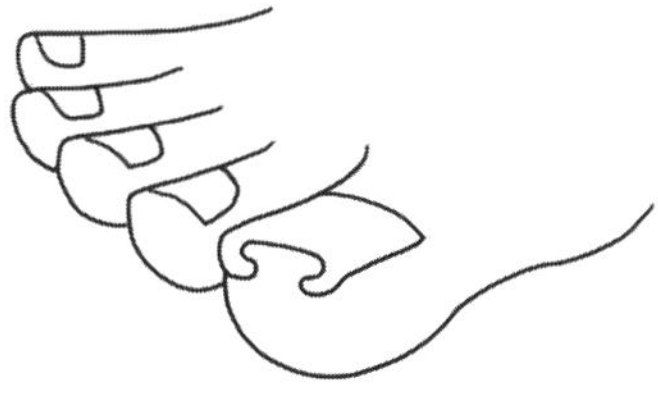

モートン病

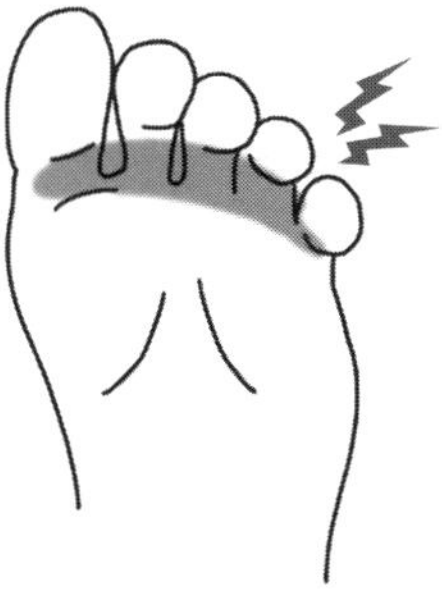

足の痛み

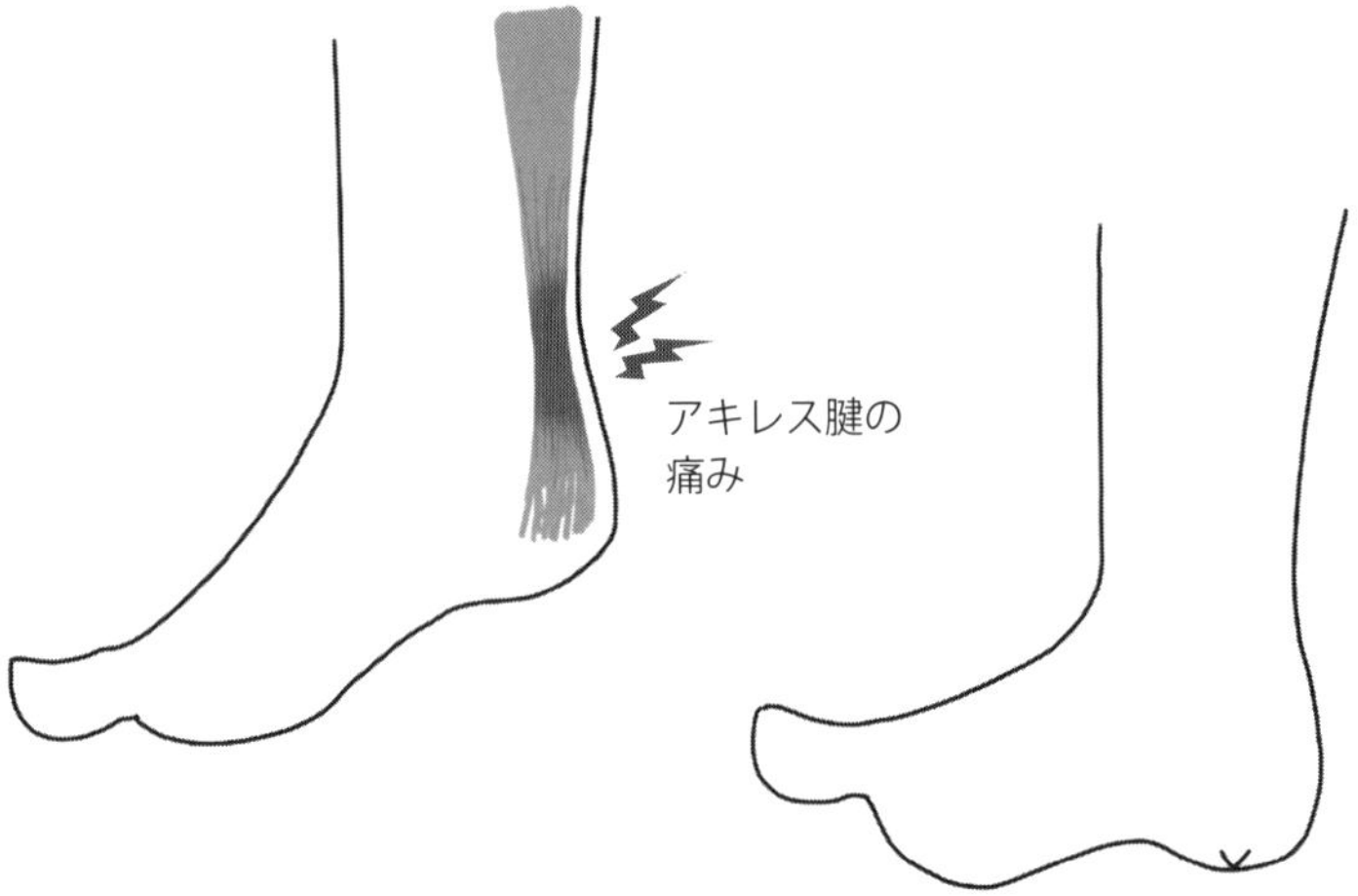
アキレス腱の
痛み
かかとの痛み
(棘状の骨ができ
強く押すと激痛)

足裏の痛み

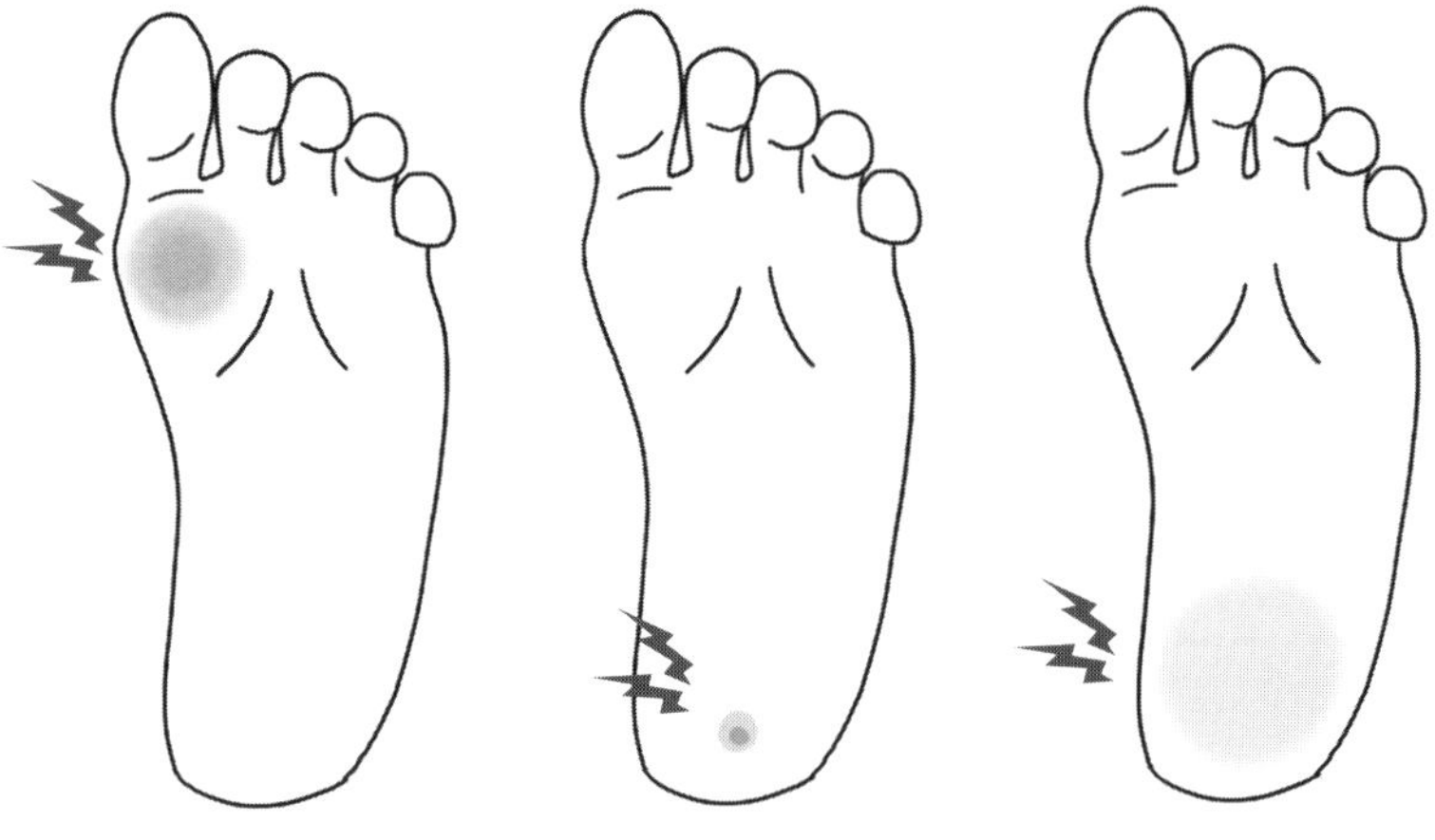
タコの痛み
魚の目の痛み
角質の痛み

◎子どもにも多い足首の問題

通学するだけで足首が痛い、体育の授業を受けると足首が痛い。遠足なども休む。病院へ行ってレントゲンで調べても原因がわからず、成長痛と言われてあきらめる。あきらめきれない人はいろいろな病院を回ってジプシー化する――。

いま、深刻な問題として、子どもたちにもグラグラ・ガチガチ・グニャグニャの不安定足首が起こっていることがあります。

硬いガチガチ足首は、徹底的に緩めて正常な可動域（柔らかさ）を確保してあげること。緩いグラグラ・グニャグニャ足首は、過剰に緩い足首の動きがあるため、動きを制限させてその間に筋肉をつけさせることがとても大事です。

とくにスポーツ活動における指導者の方には、練習メニューの中に足首トレーニングをぜひ取り入れていただきたいと思います。

◎変形性足関節の問題

変形性足関節になるのも、不安定足首が根本原因です。高齢者の問題と思われがちですが、実は二〇代後半から働き盛りの三〇~五〇代にもあります。

二〇代後半から変形が起こっていることは深刻な問題です。放置すれば、変形が進んで一生足首の痛みに悩まされることになります。

命にかかわることではないため、長く歩いたり旅行するなどを控えればよいと考える方も多いようです。受診してあまりにも痛い痛いと言っていると、「それじゃ手術しますか」と脅される（？）ケースもあるようです。

子どもにも多いグラグラ・ガチガチ・グニャグニャ足首

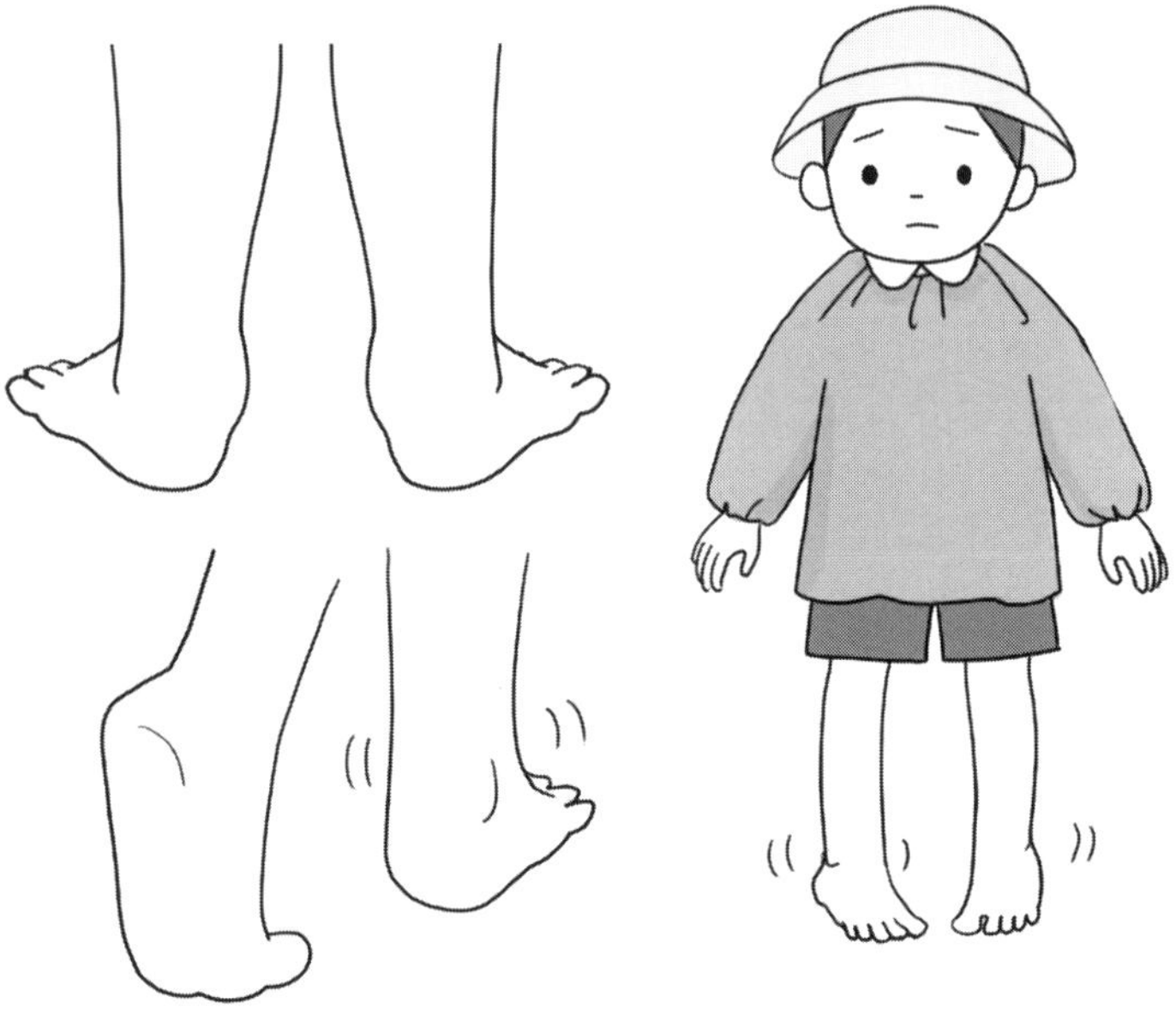

変形性足関節

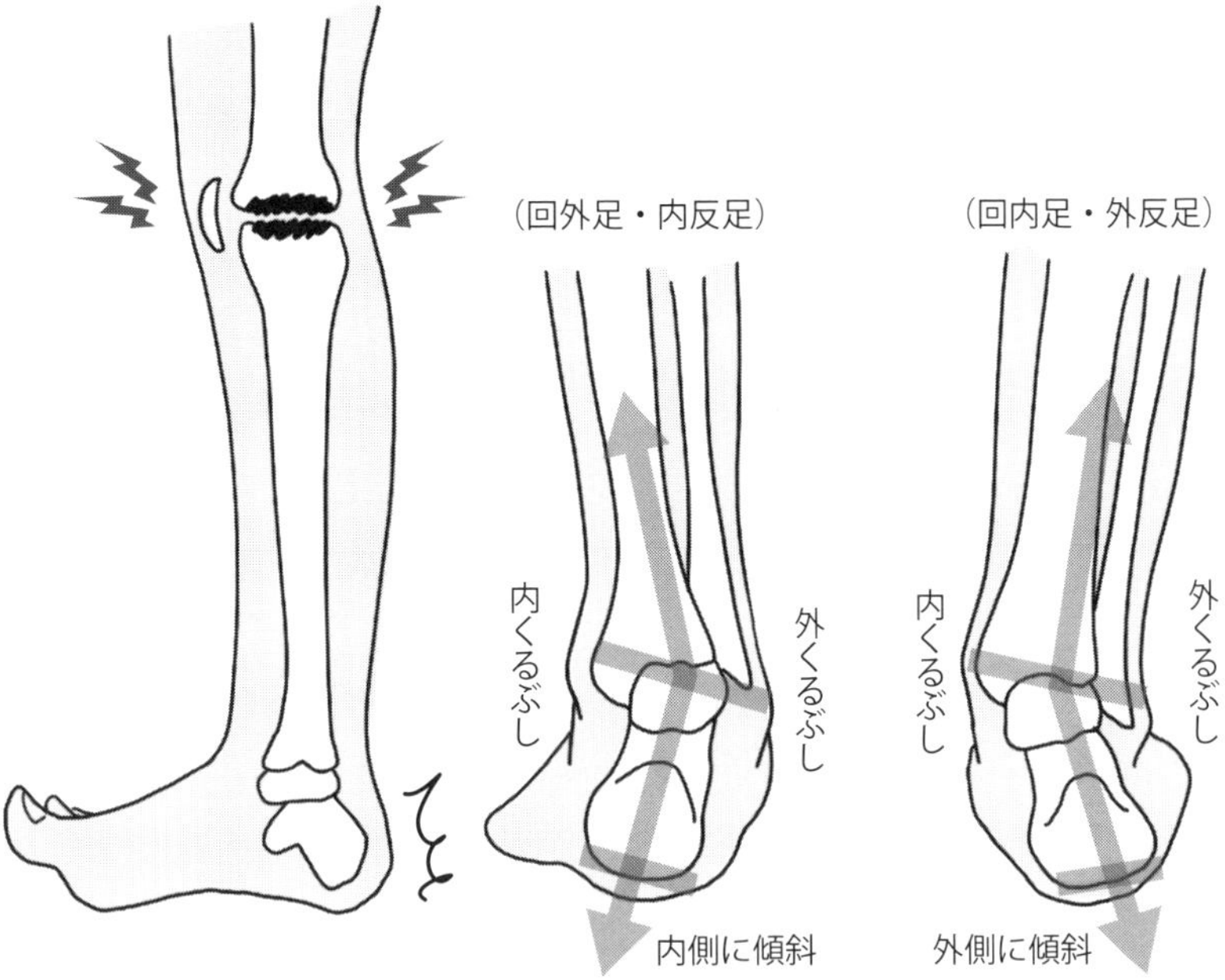

膝痛、腰痛、股関節痛も足首に原因が？

◎バランス補正の疲労が積み重なって

「痛みや変形などの障害が現れていないから、私は安心！」

そう考える方も多いと思います。しかし足の不調は、思わぬところでしつこい痛みとなって現れていることも多いのです。とくに慢性的な膝痛、腰痛、股関節痛などは、足首に問題があり、それが原因となっているケースが多く見られます。

たとえば腰が痛いという場合、誰もが病院や治療院でそのように訴えます。医師は当然、腰のレントゲンを撮って診断するでしょうし、施術家も腰を中心に考えます。優秀な施術家でも、腰痛の方が足についての症状を言わないかぎり、なかなか足まで見ることはありません。

しかし、本当の原因は足首にありますから、当然よくなることはありません。安静にして一時的に痛みがなくなったとしても、足首（歩き方）の状態がそのままなら、間違いなく、再発します。

それは、腰痛の原因が足首にある場合が多いからです。その原因がなくならなければ、結果として現れている痛みが根本的になくなるわけがないのです。

膝の痛みや股関節の痛みも同じです。

土台となる足首が、本来の機能をしっかり果たしていなければ、その上部にある膝や腰、股関節、さらに背骨や首のほうまで、不安定になります。そのため歩くたびにバランスをくずしますが、くずしたままではよろめいて転倒してしまいます。そこで、膝、股関節、腰、背骨、首の骨といった体の幹に当たる部分で、そのアンバランスを補正しようと頑張るわけです。

それが一日や二日だけのことなら、とくに問題にはなりません。

しかし、足（足首）の弱さ、問題点、不調は、その人が子どもの頃からどのように歩いてきたかにかかっているのですが、その自分の悪い歩き方、機能的ではない足の使い方に気づいていません。みんな同じように歩いているものと思っているのです。


したがって、膝、股関節、腰、背骨、首への負担は毎日毎日、歩けば歩くほど、のしかかってくるわけです。

もともと人間の体は「正しく立つ」「正しく歩く」ようにつくられていますから、悪い立ち方や歩き方に順応するようにはできていません。ですから、体のどこかに部分的な疲労が溜まっていきます。最初は気づかない程度の疲労でも、毎日の生活のなかでそれは確実に溜まっていきます。そして許容量を超えた時に、コップの水があふれるように、痛みとなって現れるのです。

それが膝なのか股関節なのか、腰なのか、それはそれぞれの人の体の癖や使い方に関わってくるわけです。

◎三機能が発揮されず、歪みと衝撃のダブルパンチ

もう少し具体的に考えてみましょう。問題点は二つあります。

一つは、「足の指先で踏ん張って歩いていない」ことです。足首が不安定なのも、足指の力に必要な足裏やふくらはぎの筋肉群が弱いからです。

足の指先で踏ん張らないで歩く時、足はどのような動きになるかというと、オーバーに言えば、歩くごとに足のつま先が外側に少しずれるのです。これは、足指で踏ん張っていないので、重力を押さえきれないからです。

このため「不安定足首」で「ペンギン歩き」の人は、どうしても歩いているとつま先が外に向いてしまう傾向が強いのです。

これはわずかなずれですが、それが骨格としての足にとって歪みになり、外反母趾などの変形を招き、さらには膝や股関節に伝わり、やがて骨盤から背骨に伝わっていきます。

そして、もう一つは「歩いている時の衝撃がそのまま全身に伝わっている」ということです。これもかかとに重心を残したまま歩く「ペンギン歩き」の人に起こりやすいことです。

前述のように、微妙な歪みが全身に伝わって骨格も歪んでいるうえに、さらに足で受け止めきれない体重の衝撃が体に伝わるので、負担はさらに大きくなるわけです。

足が持っている三つの機能（安定機能・免責機能・運動機能）を発揮していないと、たとえ足の痛みや変形がなくても、膝、股関節、腰が痛むことも少なくありません。

足首のわずかなずれが外反母趾などの変形を招き、
膝や股関節、骨盤から背骨に伝わる

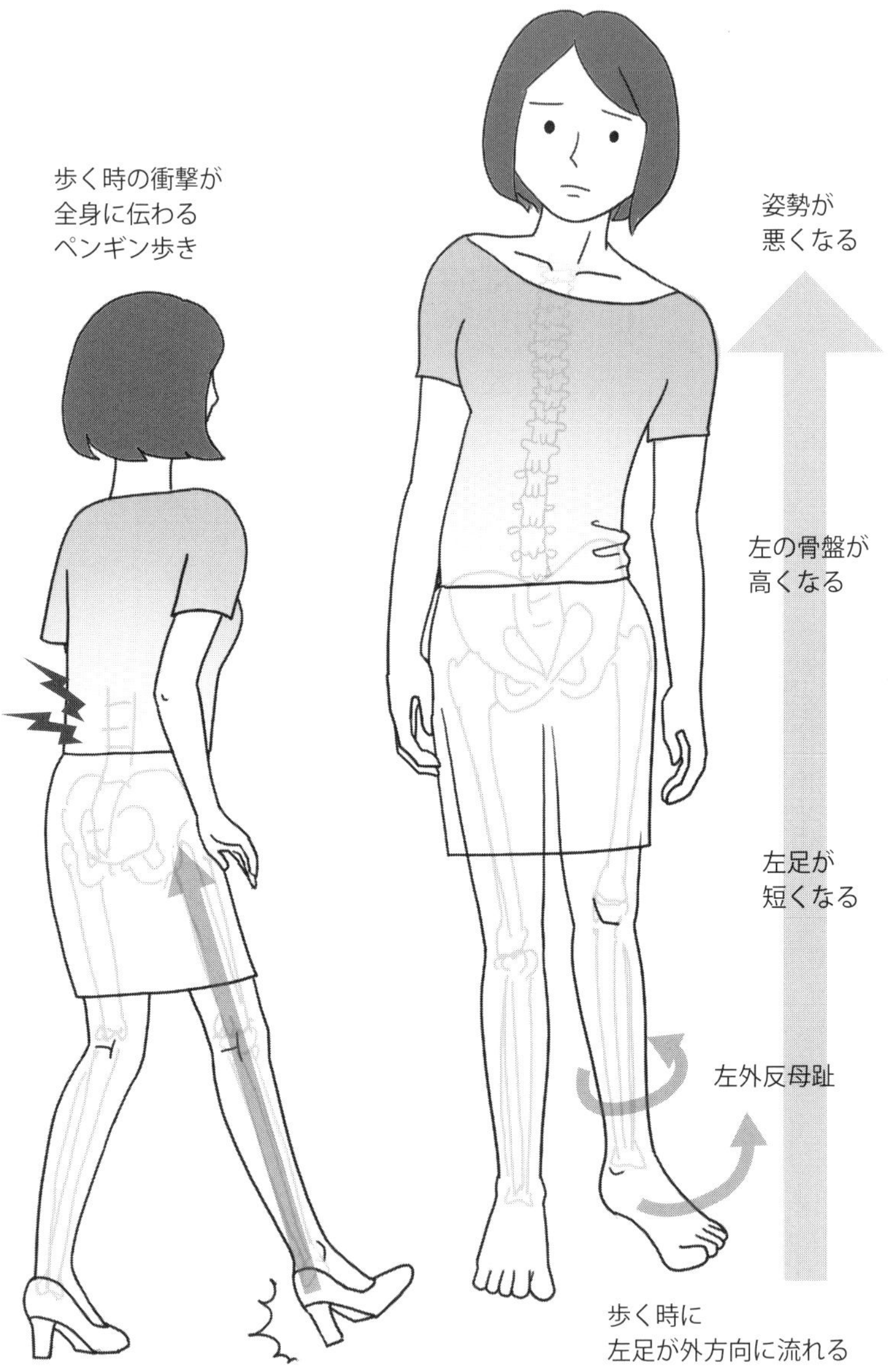
歩く時の衝撃が
全身に伝わる
ペンギン歩き
姿勢が
悪くなる
左の骨盤が
高くなる
左足が
短くなる
左外反母趾
歩く時に
左足が外方向に流れる

PART 2

自分でできる、足のコンディション調整

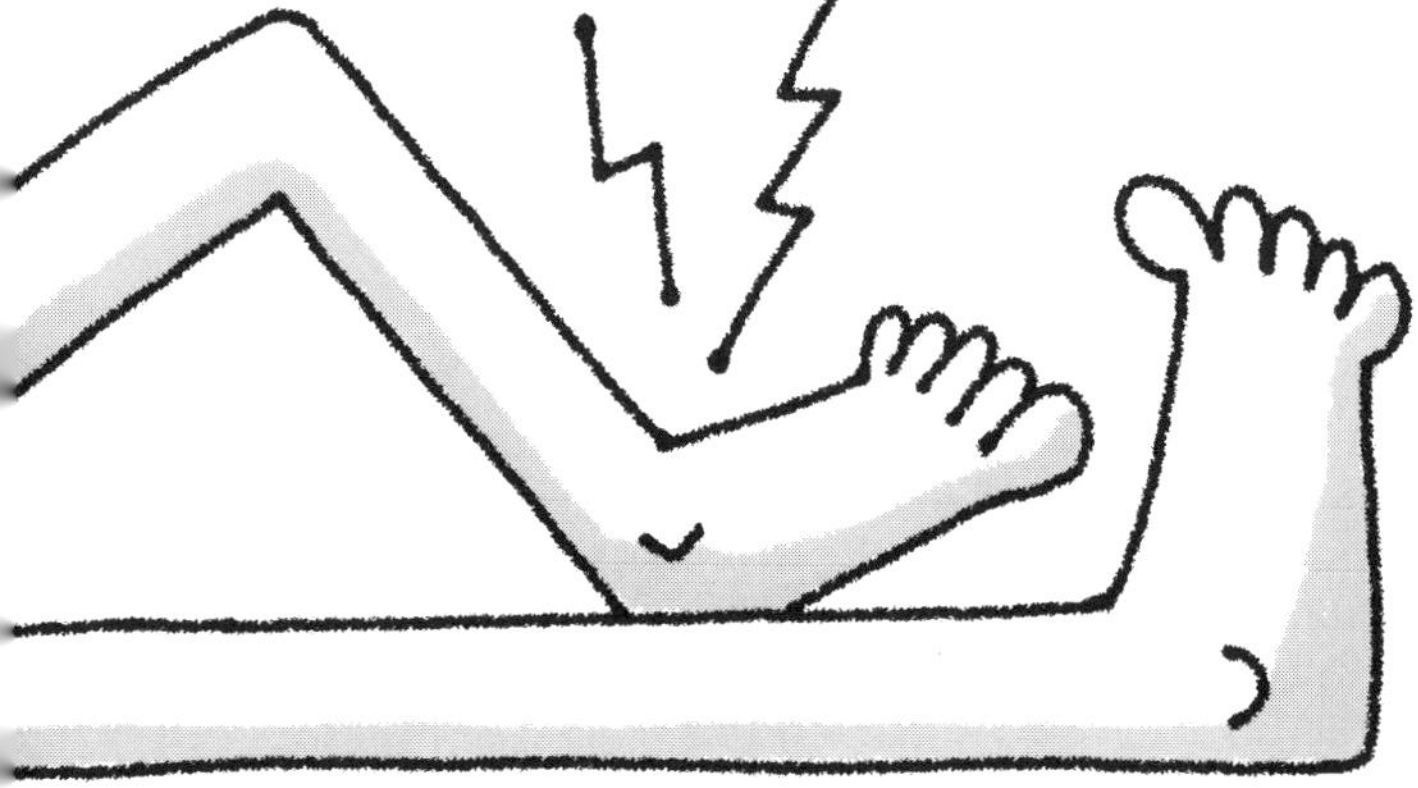

足首を美しく鍛えてトラブル予防も

◎セルフ整体法で「不安定足首」「ペンギン歩き」を解消

多くの人が、自分の健康に気をつかっています。食事、運動、睡眠などなど、いずれもとても大事なことです。体の痛みについても、肩こりや腰痛など、それぞれ注意して日頃から実行していることがあると思います。

ところが、意外にそのままにされているのが「足」です。自分の足首が「不安定足首」で「ペンギン歩き」になっているなんて、たいてい本人は気づかないものです。

ランニングやテニスなど、スポーツを愛する人が増えていますが、足や膝を痛めてやめてしまう（やめるしかない）人もとても増えているのです。

膝の痛みや腰痛の原因は、足にあるのかも知れませんし、忍耐強いあなたの足も、やがて悲鳴をあげるかも知れません。痛みの予防・再発防止のためにも、自分の足をいたわってあげましょう。

以下、「不安定足首」と「ペンギン歩き」を解消するための「セルフ整体法」を紹介します。自分で簡単にできますから、バスタイムなどにゆっくりと試してください。

① 足指を調整する

足の指を一本ずつ持って、引っ張ったり、回したり、曲げたりします。少し痛みを感じるくらいの強さで、入念に刺激を与えましょう。

目的としては、足指の関節周辺の血行をよくすることですが、もう一つ大事なことがあります。それは、「足の指一本一本の存在をしっかりと意識する」ということです。

歩いている時には足の指など見えませんし、ほとんどの人は意識もしないでしょう。しかし「足の指を意識して使う」ことが足の健康には欠かせないのです。

足の指をつかんで刺激を与えることで、「ああ、足の指ってあるんだ」と気づいてください。そう言うと「そんなことは前から知ってるよ」と笑われてしまうのですが、実は皆さん、足の指など意識しないで生きています。足の指にお礼を言いながら、一本ずつ丁寧にやってみてください。

② 足の甲を調整する

足の甲にも刺激を与えましょう。やはり、ふだん考えたこともない自分の「足の甲」を、しっかり意識して行うことが大切です。

まずは「ぎゅうぎゅう握り」です。図のように、片手で反対側の足の甲（中足部分）をおおうようにつかんで、足に横アーチをつけるように、ぎゅうぎゅう握っては放します。足指のつけ根あたりを持つとよく曲がります。両手でやってもかまいません。片足一〇回ずつ、三セットくらい行いましょう。

次に「雑巾しぼり運動」です。両手で片側の足（甲の部分）をつかみ、雑巾をしぼるように逆方向にねじり、すぐに反対側にねじるということをくり返します。これも片足一〇回ずつ、三セット行います。

甲が硬くてうまく曲がらない人もいるかも知れません、少し痛いこともあるでしょう。それは、あなたの足が機能的に動いていない証拠なのです。

毎日、無理しない程度に調整していけば、少しずつ軟らかくなっていきます。

③ かかとを調整する

次は、かかとです。「かかとがここにある」と、自分のかかとを確認しながら行ってください。

片手でかかとをつかんで、左右に動かします。かかとを持っていない側の手で足首を支えて固定するようにすると動きやすくなります。これも片足一〇回ずつ、三セットくらい行いましょう。

結果的にかかとを揉むようなかたちになりますが、意識としては「揉む」よりも「左右に動かす」つもりで動かします。

最初は硬くて動かないようでも、毎日続けていくと少しずつ軟らかくなって動くようになります。続けることが大切です。

④ くるぶしを調整する

最後に、くるぶしです。これも足の大事なパーツの一つですから、意識を集中して行うようにしましょう。

片足をかかえるように膝を折り、両手の平で外側と内側のくるぶしに圧をかけます。左右とも一〇秒間ずつを三回くらい行いましょう。

捻挫をくり返した足は、くるぶしが開いていて緩みやすくなっています。その状態は足に負担をかけるので、このような調整が効果的です。

ここで紹介した整体法はいずれも簡単なのですが、大切なのは続けること。そして、けっして無理をしないということです。

足のセルフ整体

● 足指を調整する

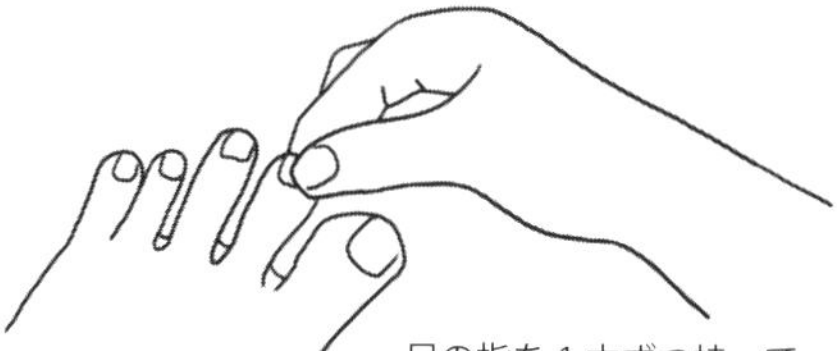

足の指を１本ずつ持って
引っ張る／回す／曲げる

● 足の甲を調整する

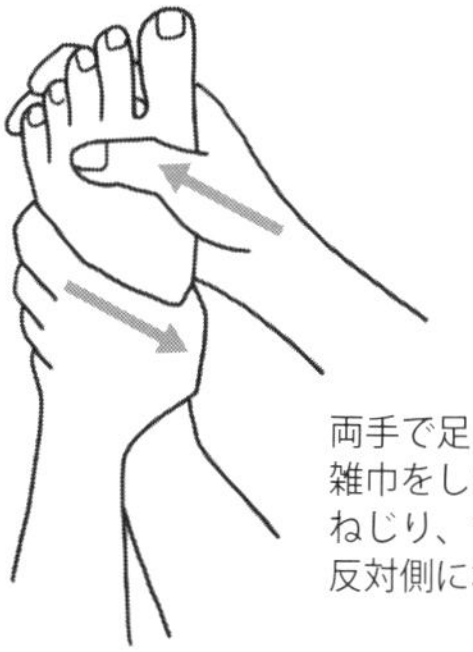

両手で足の甲をつかみ、
雑巾をしぼるように
ねじり、すぐに
反対側にねじる

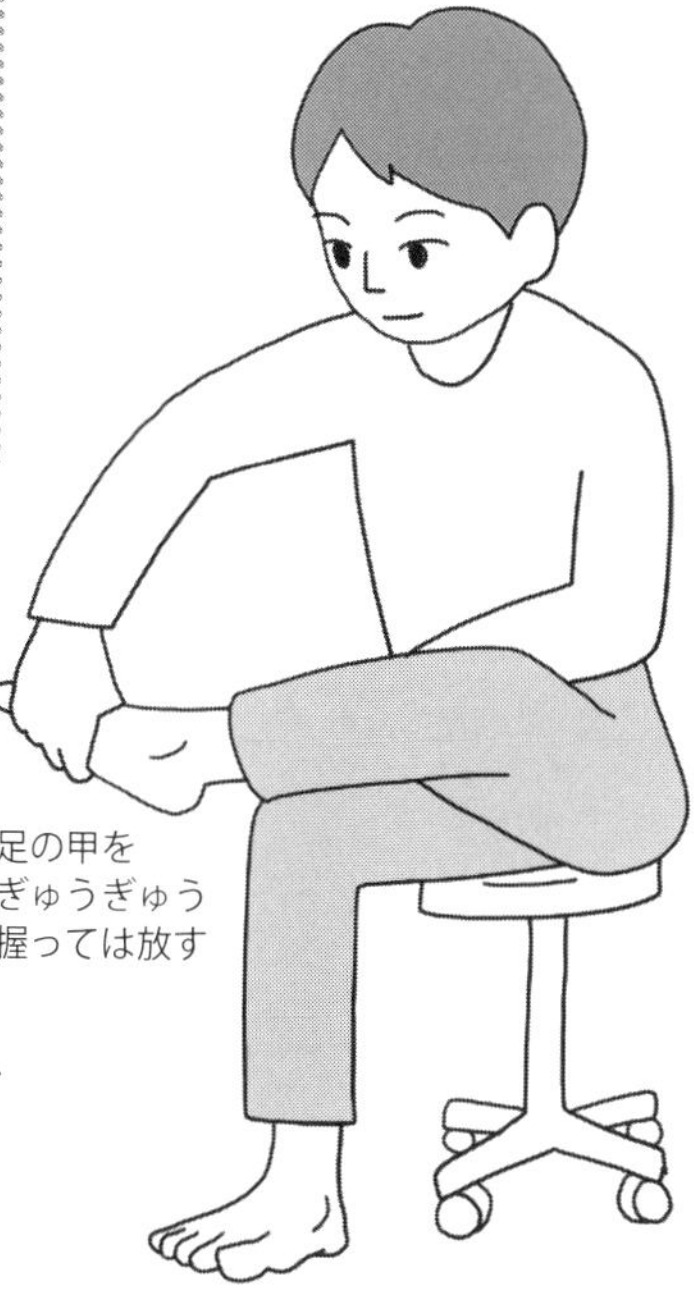

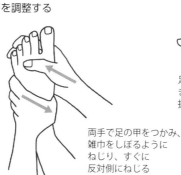

足の甲を
ぎゅうぎゅう
握っては放す

● くるぶしを調整する

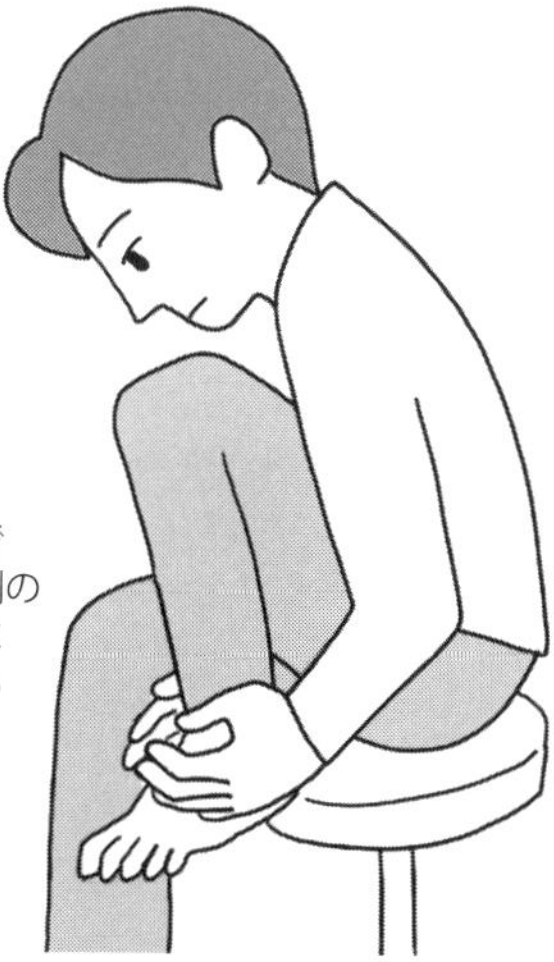

両手の平で
外側と内側の
くるぶしに
圧をかける

● かかとを調整する

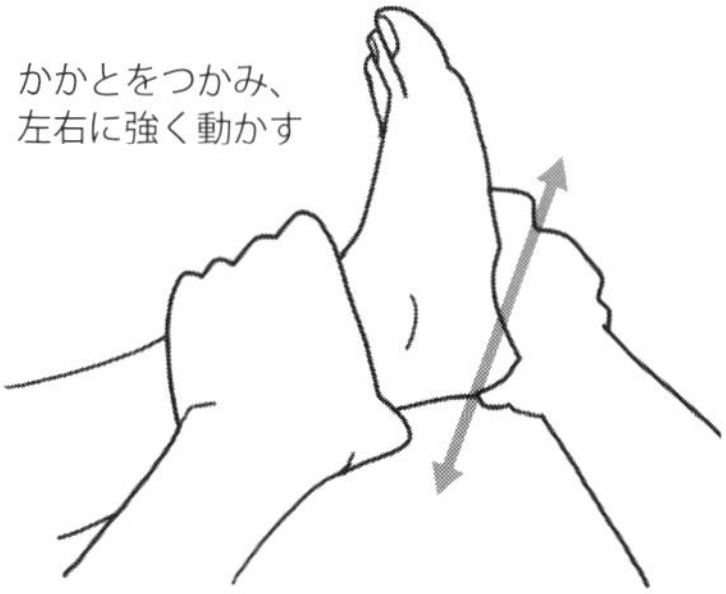

かかとをつかみ、
左右に強く動かす

足指トレーニングとストレッチ

◎毎日やると効果的！

悪い歩き方も足の痛みも、結局は、足の指をしっかり使っていないことと、足の筋肉が弱くなって縮んでいるために起こっています。足指トレーニングとストレッチで、健康的な足と美しい歩き方を手に入れましょう。

そのための簡単な足指トレーニング法とストレッチを紹介します。いずれもそんなに難しい方法ではありませんから、すきま時間などを見つけてぜひ実践してください。毎日の習慣にすると、より効果的です。

① グー・パー運動

足の障害のリハビリや再発防止のためのトレーニング法として、一般的によく知られています。

やり方はとても簡単です。床に腰を下ろしたり椅子に座った状態で、足指だけを使ってグー・チョキ・パーのジャンケンをします。三回ずつ、三セットくらい行ってください。左右同時でも別々でもかまいません。

簡単と言いましたが、実はこれがうまくできない人が多いのです。しかし、最初はうまくできなくても、続けていれば必ずできるようになりますから、あきらめないで行ってください。

② 芋虫歩き（足指を使って前進する）

歩く時に足指の第一関節をうまく使えるようにするトレーニングとして効果的です。

かかとを上げないで指先だけを使って芋虫のように歩いてください。

これも最初はなかなかうまくいきませんが、少しずつでよいですから、繰り返して行ううちに指先に力が入るようになります。

③ グッズを使うⅠ「トゥパッド」

足指のトレーニング用に製造されたグッズを使う方法もあります。

たとえば、足の指に挟んでニギニギする「トゥパッド」という器具があります。素材も形もいろいろなものが市販されていますが、シリコン製のものは握りやすく、指の間を適度に圧迫してくれてとても気持ちよいものです。お風呂につかりながらやるのにピッタリでしょう。

足の指に挟んで握ったまま一〇秒を三〇回、三セットくらい行いましょう。

④ グッズを使うⅡ『足もとくん』

スポーツ選手などで、運動能力アップのためにもう少し本格的に足指トレーニングをしたい方には、少々高価ですが『足もとくん』という商品名の器具があります。

これは、走り高跳びや走り幅跳びで日本を代表する選手だった平岡令孝（よしたか）さんによって考案されたものです。かかとを固定して、足の指だけでバネつきの板を動かす、というのが基本的なやり方で、スポーツ選手はもちろん、一般の人のフットケアにも効果的です。

足指トレーニング法

● グー・パー運動

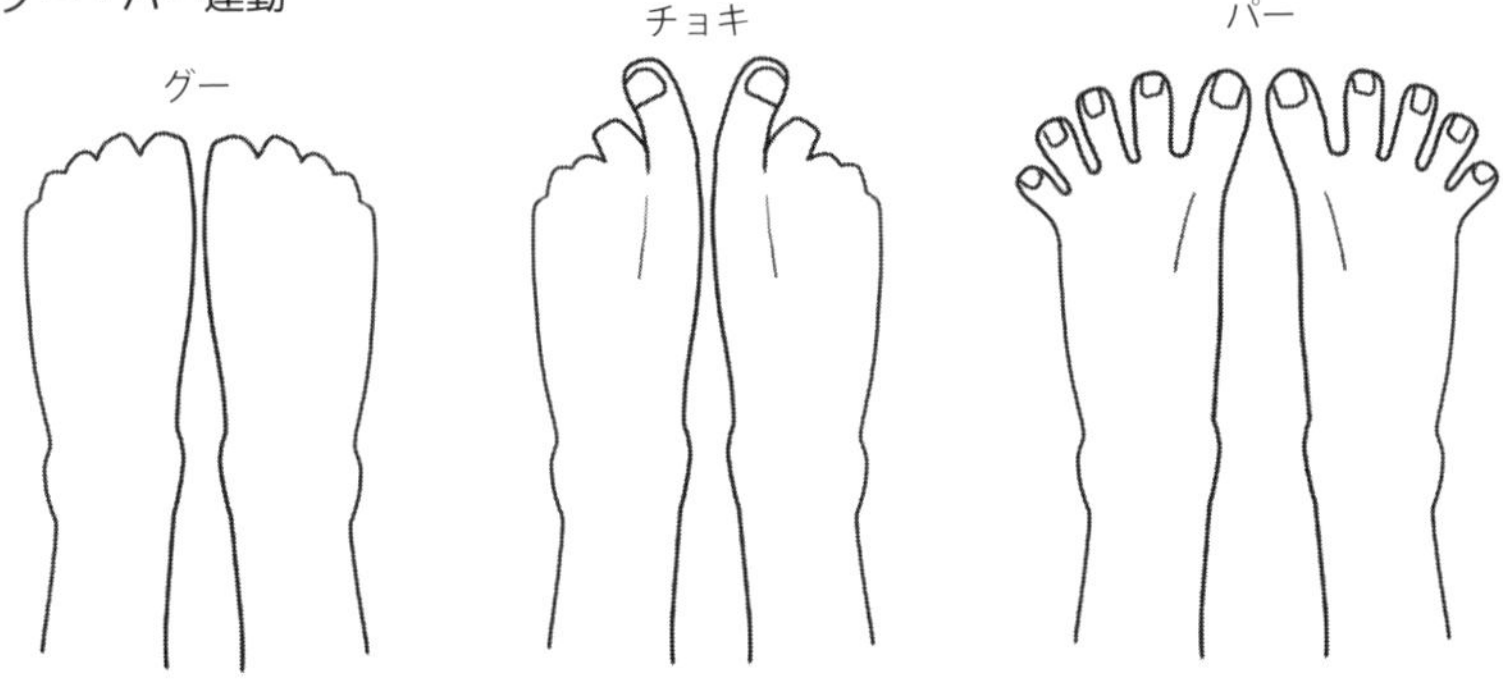

● 芋虫歩き

足を上げずに
片足ずつ第一関節を曲げ、
指先だけを使って歩く

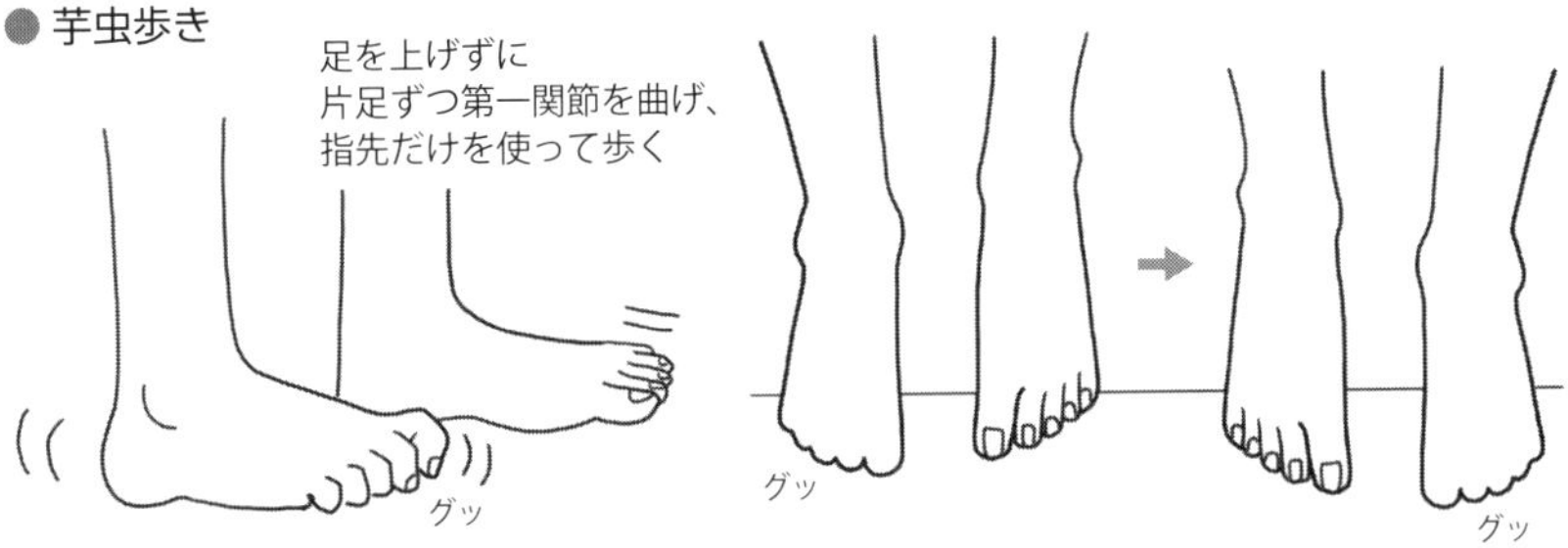

●「足もとくん」

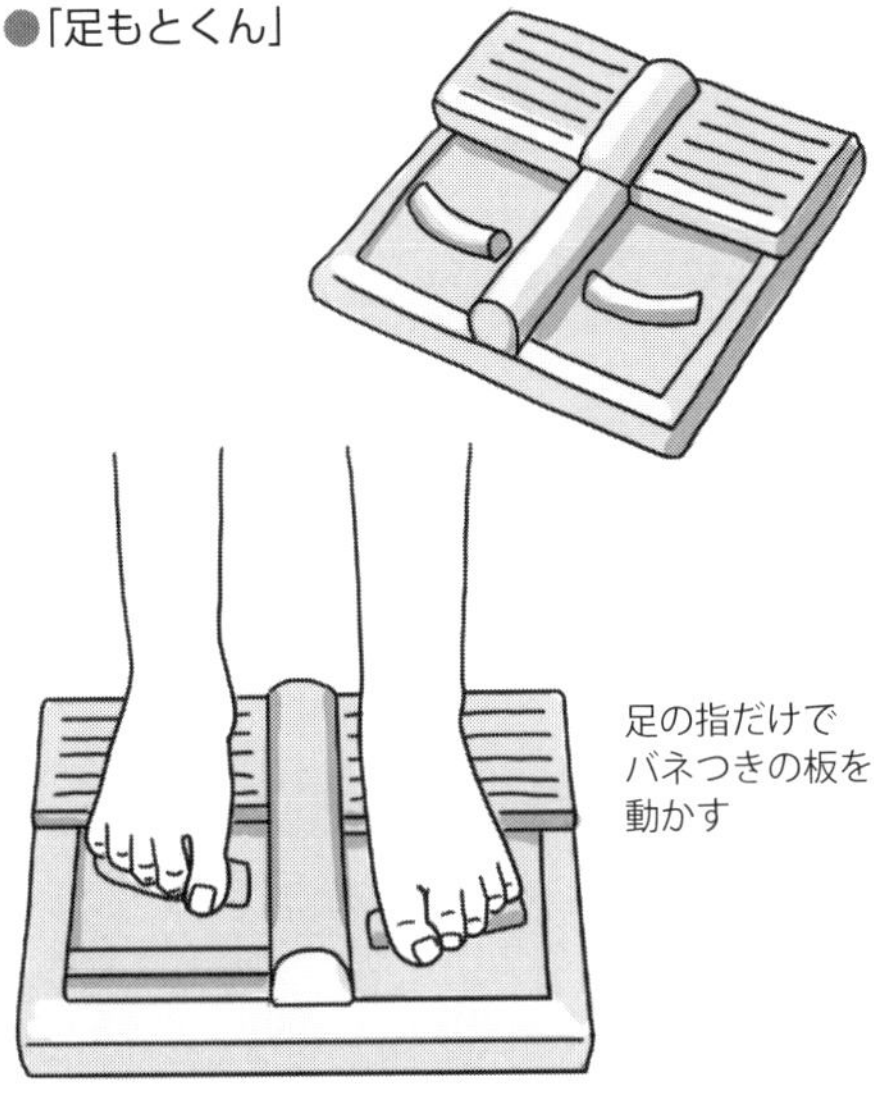

足の指だけで
バネつきの板を
動かす

●「トゥパッド」

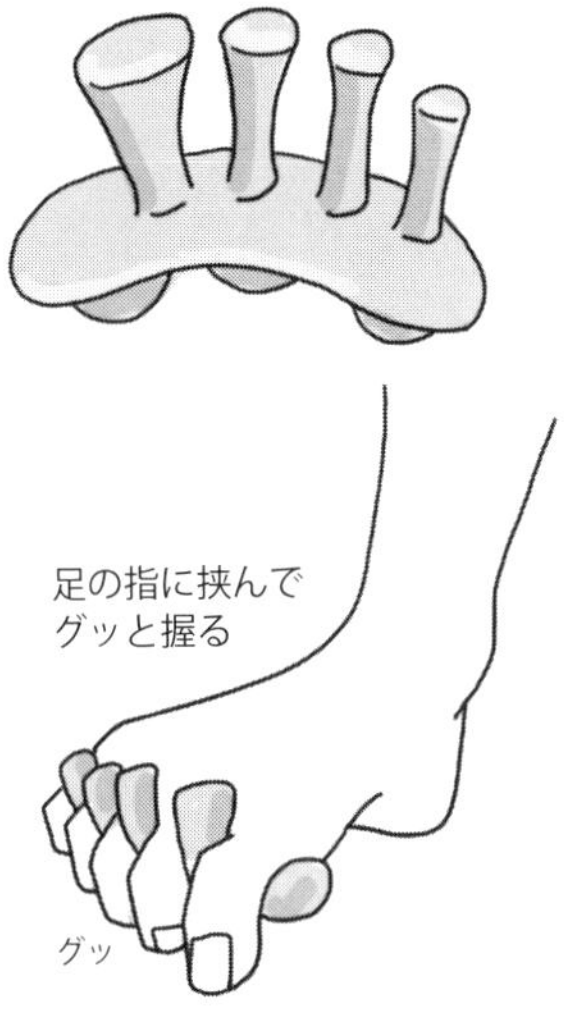

足の指に挟んで
グッと握る

次は、ストレッチです。

「不安定足首」をそのまま放置したり、「ペンギン歩き」を続けていると、足首だけでなく膝や腰にまで影響して、やがては全身が歪んでしまいます。

そこで、硬くなったり、縮んでいる筋肉をほぐしてあげましょう。ポイントは、無理に伸ばそうとしないこと。「痛、気持ちいい」くらいのところで止めることが大切です。

① 正座ストレッチ（イラスト参照）

「不安定足首」、特にガチガチ足首の人は足首の筋肉が硬く、十分に伸ばすことができなくなっています。そんな方へのお勧めは、正座ストレッチです。

まず、両足を伸ばして床に座ってください。次に片方の足を曲げて、かかとを手で持って外に向けるようにします。この時、つま先はおしりの方に向けます。


足首が伸びるのがわかると思います。このストレッチを、片足ずつ交互に三回行ってください。

股関節が硬い方は、おしりがかかとに乗ってしまいますし、足首が硬いと、つま先が外側に開いてしまいます。そのような場合は、おしりの下に座布団などのクッションを入れて行うとよいでしょう。

いずれの場合も、決して無理をしないことが大切です。繰り返し行っているうちに、徐々に足首が柔らかくなって楽に正座ができるようになります。

② 歪み調整ストレッチ

ここで紹介する体の歪みを改善する二つのストレッチは、歩く際に体の捻れがスムーズに行われるようにするのに効果的です。

ヨガのように体を伸ばして呼吸をするために、終わったあとはスッキリして気持ちよくなります。

必ずIとIIを順番に行い、最低三回は繰り返してください。

Ⅰ　ひねりストレッチ（イラスト参照）

まず、横向けに寝てください（左右どちらが下でもかまいません）。

それから片脚を曲げますが、膝・股関節は九〇度以上曲げないように注意してください。

次に、下になったほうの手で曲げた膝を押さえながら、上の手で万歳をします（手が上がらない方は無理をしない程度でかまいません）。

そのままの体勢を維持しながら、顔を上に向けて二〇秒間静止。これを交互に行ってください。

息を吐く時に筋肉が緩むイメージを持つと、より効果的です。

Ⅱ　大腿四頭筋ストレッチ（イラスト参照）

大腿四頭筋は、膝関節の曲げ伸ばしに関与していて、歩いたり走ったりすることをはじめ、多くの日常生活にかかわっている筋肉です。この筋肉を伸ばしてやるのが、大腿四頭筋ストレッチです。

ひねりストレッチが終わったら、その体勢から寝返りをするように左右どちらかを下にして、上になったほうの足を後ろに持っていきます。

上になったほうの手で足先を持ち、かかとがおしりに着くように引っ張り上げます。

伸びるところは太ももの前の部分で、硬い人ほど痛みが強いですが、無理にかかとをおしりに着けなくてもＯＫです。

このストレッチのよいところは、お腹も一緒に伸ばされて腸腰筋もストレッチされるので、歩く際の足運びが軽くなります。

Ⅰ、Ⅱとも、決して無理をしないこと。リラックスできるところで二〇秒間静止することと、呼吸を止めないことに注意してください。

正座ストレッチ

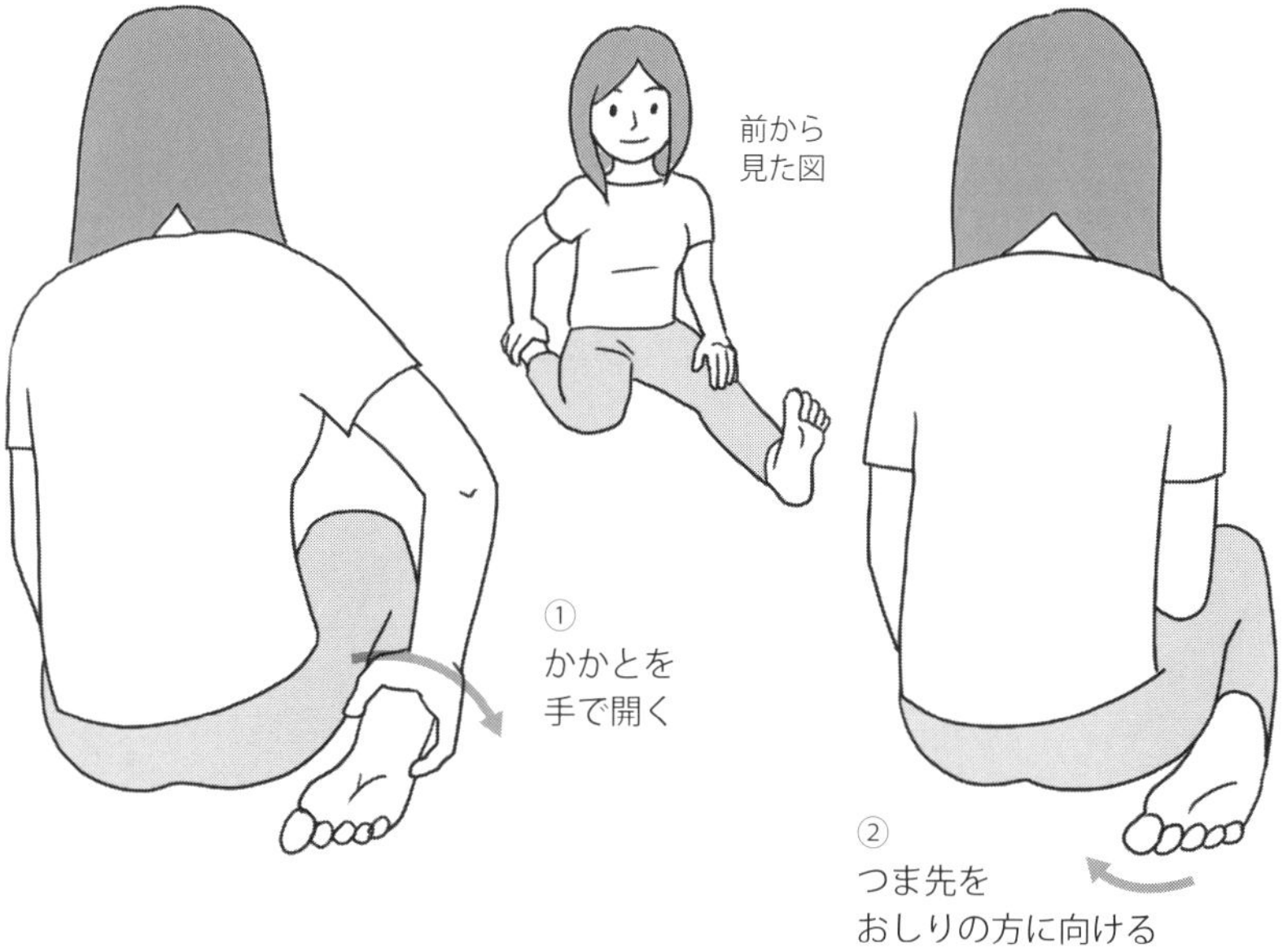
前から
見た図
①
かかとを
手で開く
②
つま先を
おしりの方に向ける

悪い例

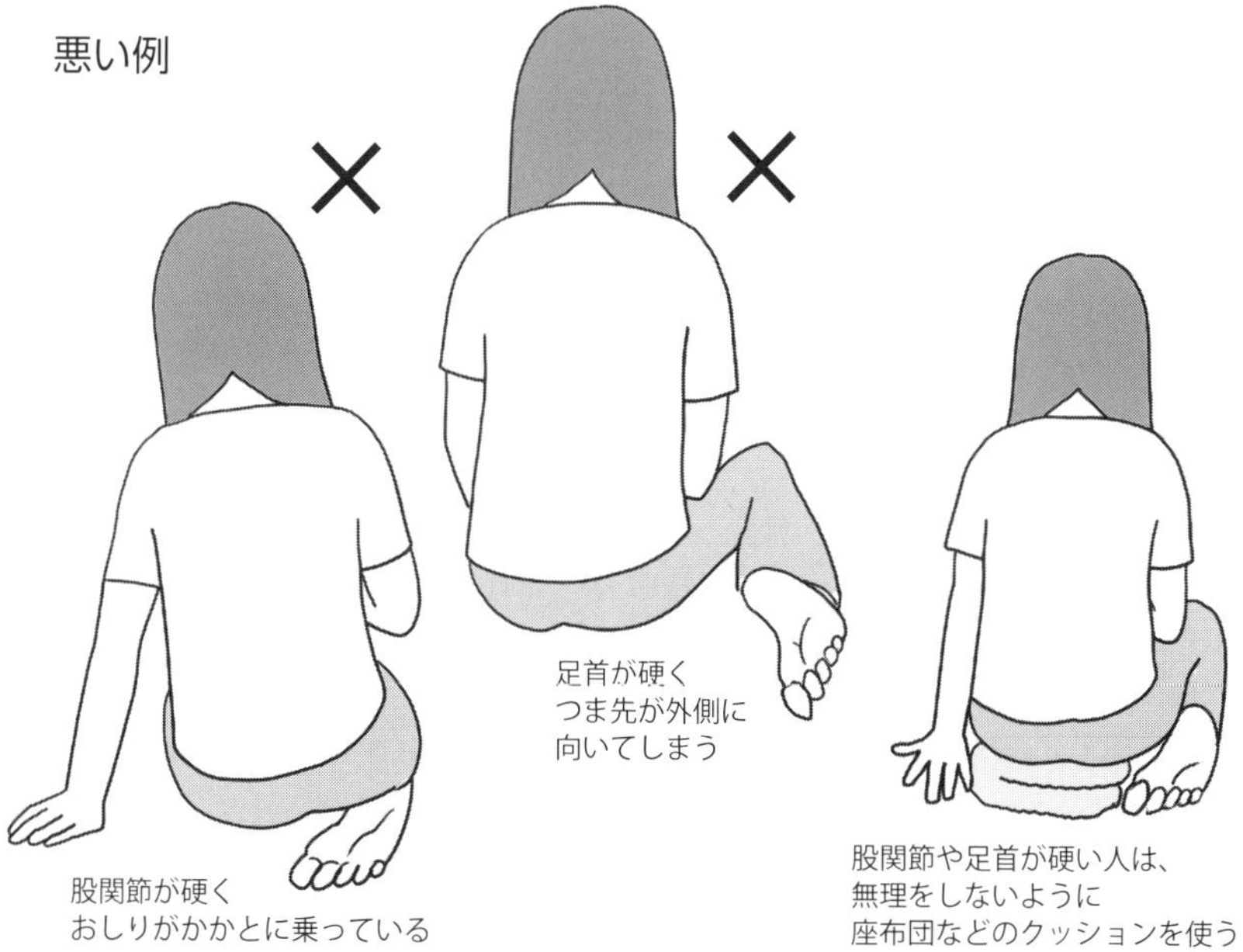
足首が硬く
つま先が外側に
向いてしまう
股関節が硬く
おしりがかかとに乗っている
股関節や足首が硬い人は、
無理をしないように
座布団などのクッションを使う

歪み調整ストレッチ

Ⅰ ひねりストレッチ

①
横向きになって
片脚を曲げる
※90 度以上曲げないこと

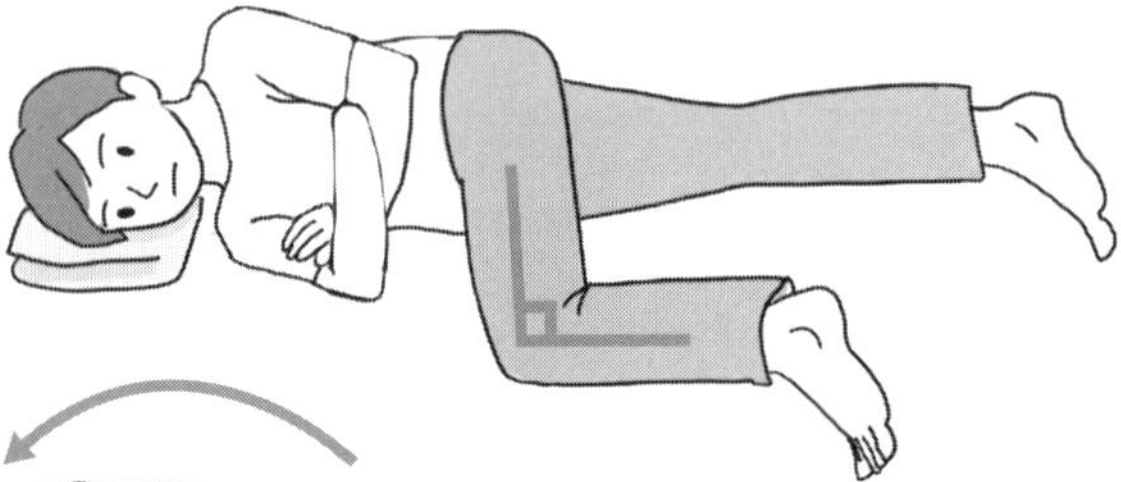

②
下になった手で
膝を押さえ
上の手で万歳をする

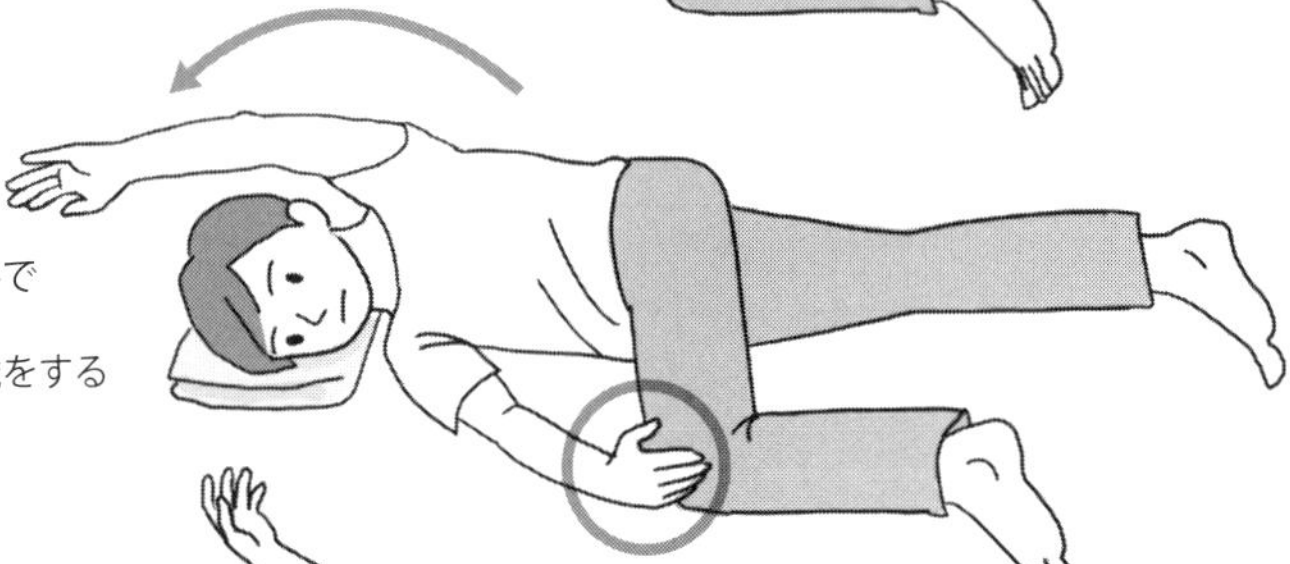

③
②の体勢で顔を上に向けて
20 秒間静止する
※左右とも行う

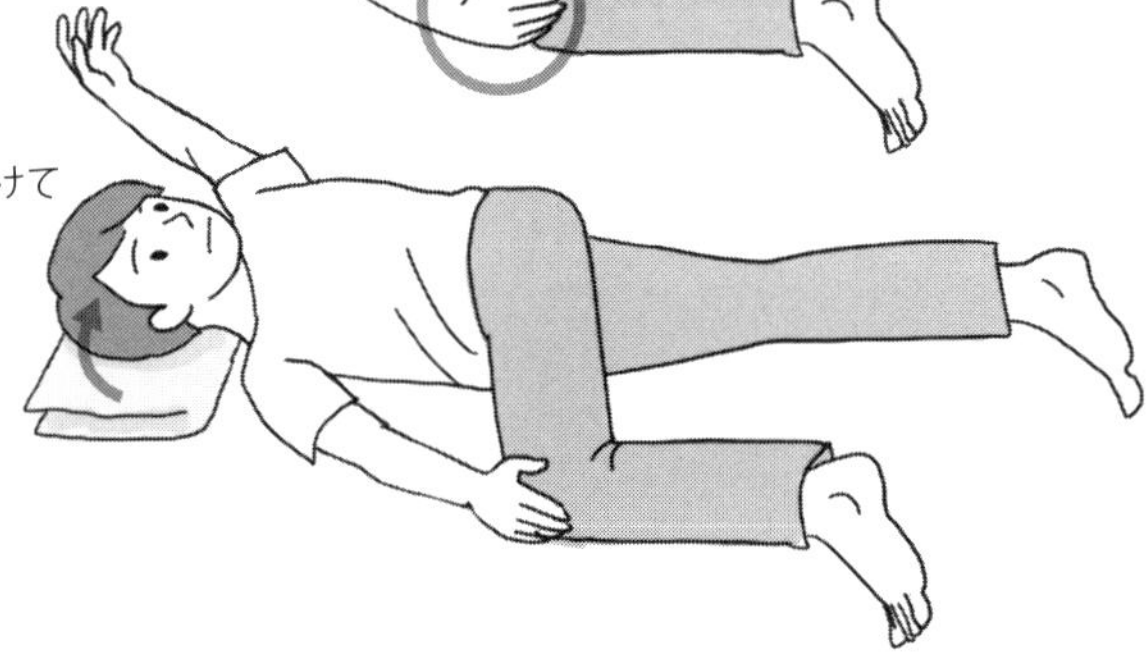

Ⅱ 大腿四頭筋ストレッチ

②
手で足先を持ち
かかとがおしりに着くように
引っ張り上げる

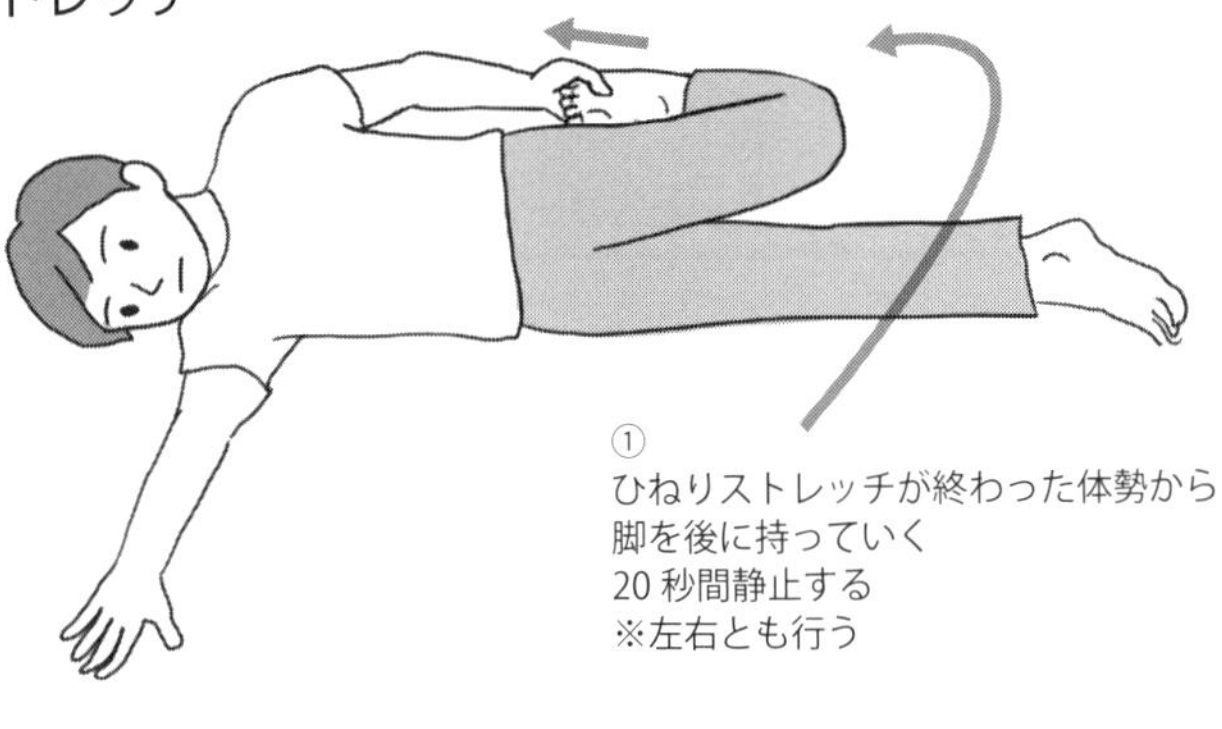

①
ひねりストレッチが終わった体勢から
脚を後に持っていく
20 秒間静止する
※左右とも行う

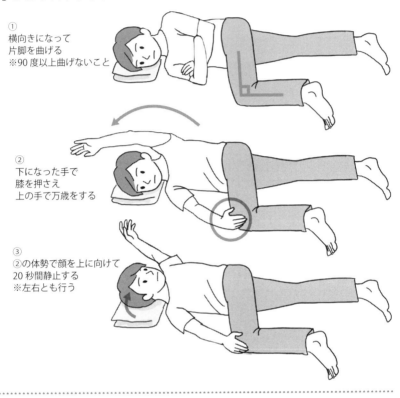

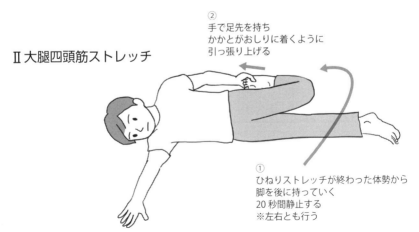

PART 3

正しく歩いて「不安定足首」「ペンギン歩き」を治す

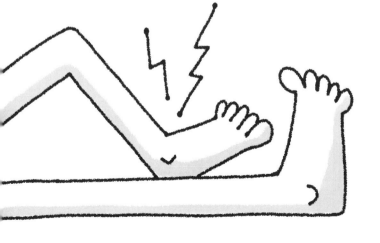

意外に知らない「正しい歩き方」

◎歩き方の常識、誤解していませんか？

歩き方にも、一般的に広まっている「常識」があると思います。

「かかとから着地する、歩幅は大きく、軸足で地面を蹴るようにリズムカルに歩きましょう」

よく言われることですが、これはウォーキング・トレーニングの歩き方です。

必ずしも間違った歩き方ではありませんが、これをいつも意識していると足を痛めることにつながっていきます。本来の「正しい歩き方」をしてあげなければ、足はもちろん、全身に大きな負担をかけてしまうのです。足を故障したあとのリハビリや、足の痛みを予防したいような時も同様で、逆効果（痛みの再発）につながりかねません。

皆さんの常識にはおそらくない、「正しい歩き方」を覚えましょう。

◎正しい歩き方、八つのポイント

①　立ち方の基本（足指に重心を意識する）

歩く前に、まず「正しく立つ」ができないといけません。正しく立つことを覚えてから、正しい歩行が始まるのです。

それでは先入観なしに、ふつうに立ってみてください。その時、重心は足裏のどこにかかっているでしょうか。多くの人は、重心はつま先よりもかかとにあるのではないかと思います。

まず、かかとに重心を置いた立ち方を修正しなければいけません。

立った時の重心は、足指のほうに軽くかかっている状態が自然で正しいものです。この時全身の骨格バランスが正しく取れていて、次の動きへの準備もできています。

バレーボールやテニス、あるいは野球の守備体勢でも、選手の重心はすべて爪先にあります。なぜなら、かかとに重心を置いていたら素早く動くことができないからです。

かかとに重心があるとなぜ俊敏に動けないかとい

重心の位置

かかとに重心を置くのではなく、
意識的に爪先に重心を
もってくるようにすると、
自然に足の裏の中心に
重心がくる

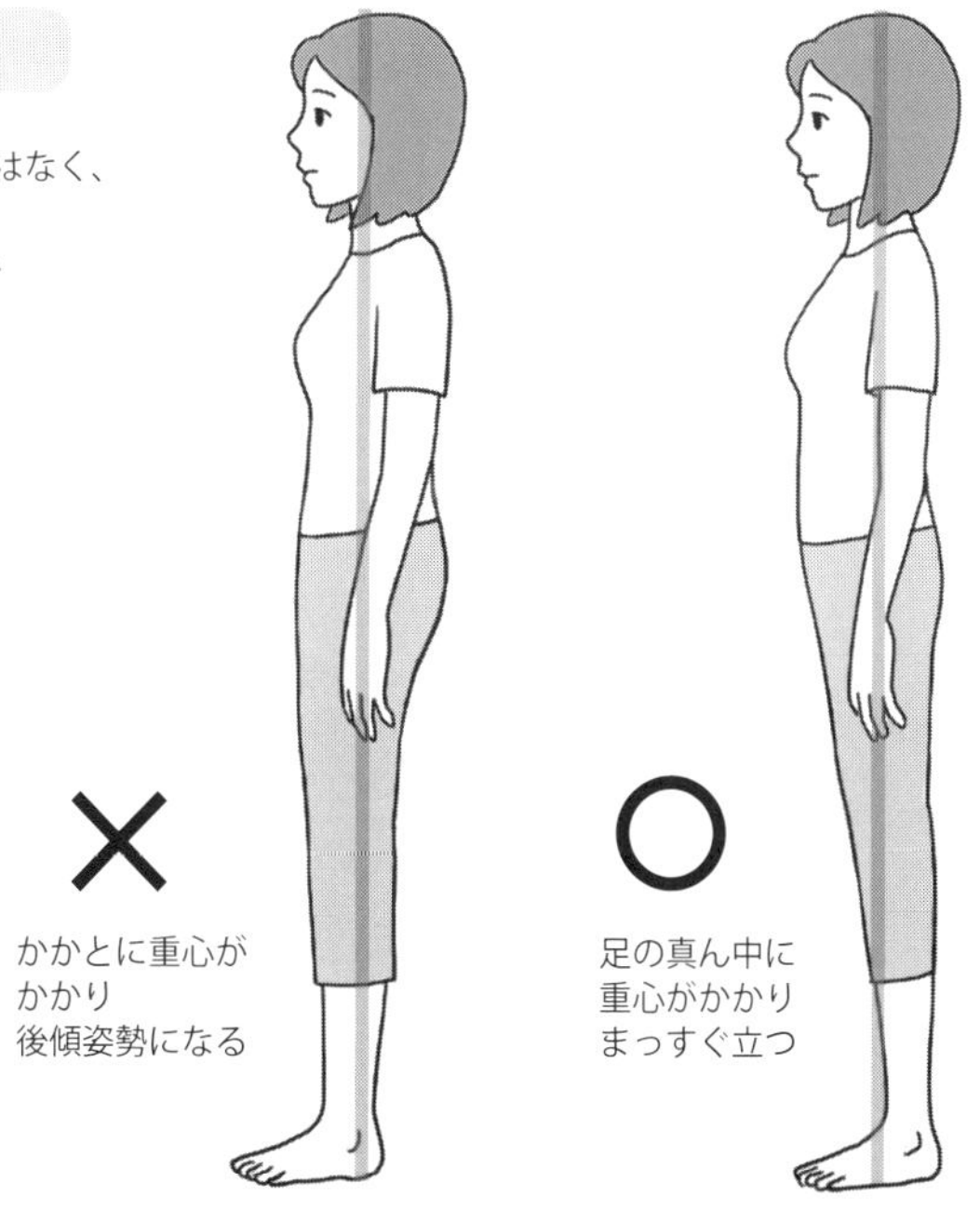
×
かかとに重心が
かかり
後傾姿勢になる
○
足の真ん中に
重心がかかり
まっすぐ立つ

うと、まずはかかとからつま先のほうへ重心を移してから動きだすことになるからです。最初からつま先のほうに重心があれば重心移動の手間が必要なくなるので、すぐに動けるのです。

つまり、立っている時も動いている時も、人間の体はかかとではなく足指に軽く重心がかかっているのが自然なのです。

重心がかかとのほうにある姿を鏡に写すと、あまりきれいな姿勢ではないはずです。

それでは、その重心を少しずつ前に移してみてください。この時に注意してほしいのは、膝を前に出そうとしないことです。膝を前に出すと、たしかに重心はつま先の方へかかりますが、そうではなく、あくまで体重を足の指で感じるくらいまで、移動させるのです。

立っている時の力の入り方が少し変わるはずです。微妙な差ですが、それだけで骨格も筋肉の働きも重力に対して自然なバランスになります。

この状態で歩くことが基本です。

②「着地はかかとから」を意識しすぎないこと

歩く時はかかとから着地するというのが一般常識ですが、これもかなり誤解されています。もちろんつま先から着地してはいけないのですが、では、かかとからドスンと着地するのがよいかというと、これもよくありません。

かかとからと着地すると、歩く時の衝撃がそのまま全身の骨格に伝わり、かかとはもちろん、膝や腰、首を痛めることもあります。

歩く時は、ややフラットな着地を意識するのがよいでしょう。といっても、ペタン、ペタンと歩くのではなく、かかとから入って足裏全体で着地する感覚です。

3点着地（フラット着地）

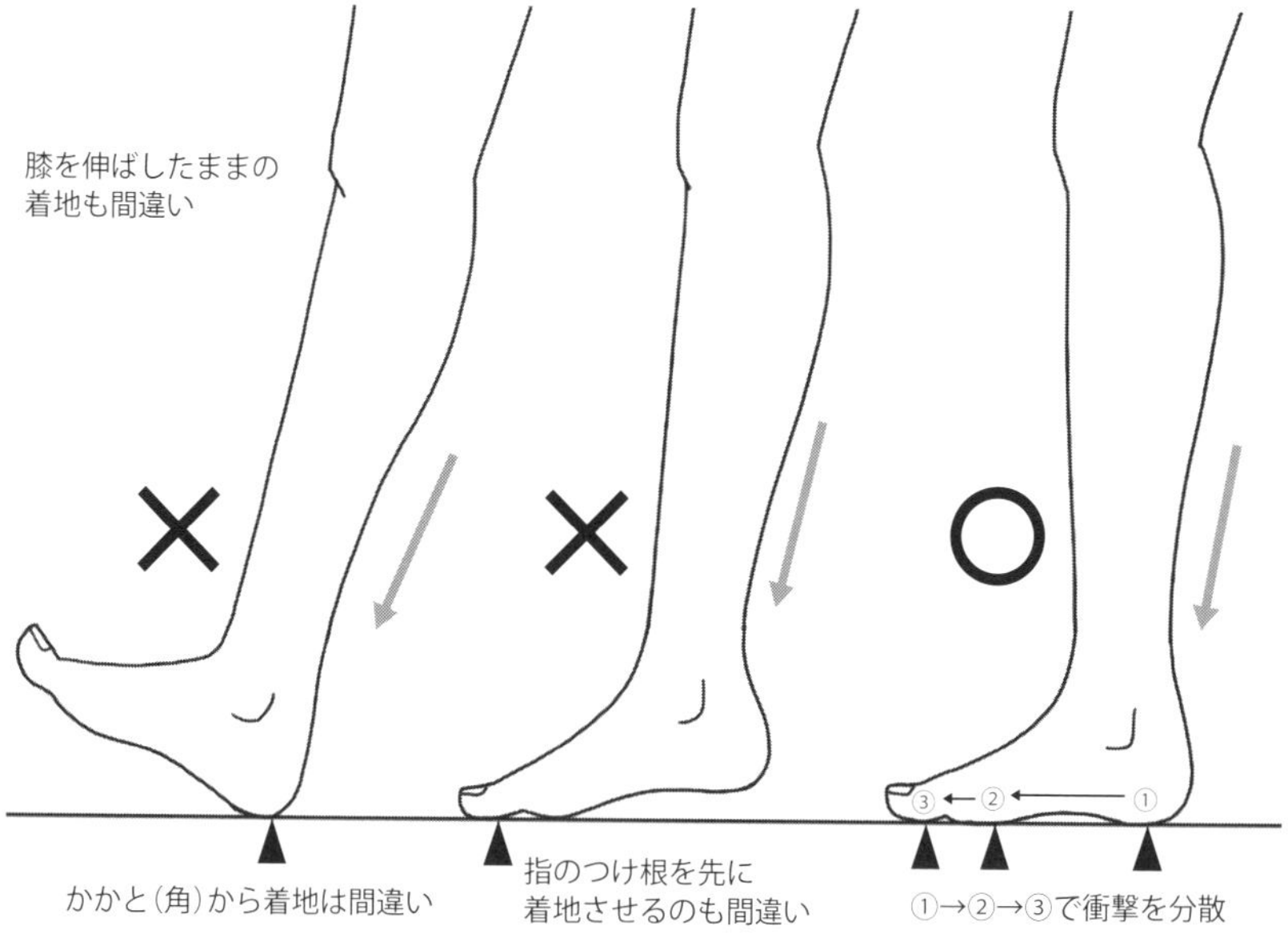
膝を伸ばしたままの
着地も間違い
かかと（角）から着地は間違い
指のつけ根を先に
着地させるのも間違い
③ ② ①
①→②→③で衝撃を分散

そして、この時とても重要になるのが、体重移動なのです。

③ かかとからつま先へ体重移動をさせながら歩く

かかとに重心があるまま歩く人は、フローリングの床を歩くとドスン、ドスンと大きな音がします。階段を降りる時も、一段ずつドン、ドン、とかかとから落ちるように降りていきます。

平地を歩いている時も、自分の体重を引っ張って歩いているようなもので、すごく不自然です。このため筋肉も不自然に疲れやすくなり、足の痛み、膝の痛み、腰痛などの原因になります。

では、正しく歩いてみましょう。

かかとから入ってフラット着地した瞬間は、後ろにある足のつま先からの体重移動が行われているところですから、前足の重心はまだかかとのほうに移ったところです。その前足のかかとに来た重心をスムーズにつま先のほうに移動させながら着地させ、後ろの足を地面から離して前方へ動かします。そのくり返しが「正しい歩き方」になります。

もともと立っている時の重心がつま先のほうにあれば、歩く時の体重移動もスムーズに行えます。このような歩き方なら自分の体重を利用して前進できるので、無駄な筋肉を使うことなく、効率よく歩けます。体の痛みにつながることもありません。

④ 歩幅は無理して大きくしない

大きな歩幅で颯爽と歩く人はかっこよく見えるかも知れませんが、足首が硬い人がこれをやると足の痛みにつながります。

スポーツなどのトレーニングとして鍛えたい場合などは別として歩幅が大きいと、どうしても着地の時にかかとからドスンとなるため、全身への衝撃が大きくなります。また、軸足で支えている時間が長いのでバランスをくずしやすくなります。さらに、よけいな筋肉を使うので疲れやすくなります。

正しい歩き方、つまり足の指先を意識して、かかとから指先に重心を移動させる歩き方を行うには、歩幅は少し狭いくらいのほうがよいでしょう。

⑤ 足よりも膝が先に前に出るように歩く

歩行は足を交互に前に出すことですが、そのためにはまず「膝を先に出す」のが合理的です。脚全体の動きが、股関節と足を膝を中心として誘導していく感覚です。

そのように歩くには、膝から下を自然に振れるように、膝をしっかりと上げなければいけません。

ところが、インナーマッスルが弱っていると（もしくは間違った歩き方が癖になっていると）十分に膝が上がらないため、膝から先に出す歩き方ができません。

そうなると、いわゆる「指上げ歩き」（四二頁参照）になりやすく、前項③で述べたようなスムーズな体重移動も起こりにくくなります。

膝から先に出て歩くと、足だけ出して歩くよりも、片足になっている時間が少し長くなります。この時、軸足になっている側の足指は、無意識に地面を押さえようとして踏ん張ることになります。これが歩く時の重要なバランス機能になります。

足だけ先に出して歩いていた人が、膝を前に出して歩くようにすると、最初はバランスをくずしてしまうかも知れません。しかし、足指を意識して歩幅を小さくして続ければ、少しずつ慣れてきます。

これを続けていれば、自然に、意識しなくても正しい歩き方ができるようになります。

⑥膝は自然に軽く曲げて歩く

着地したほうの膝をしっかり伸ばして歩く人を、よく見かけます。これも颯爽とした感じがしますが、膝を痛めやすいので注意が必要です。

着地した側の膝を伸ばして歩くと、膝関節内で骨と骨がぶつかる衝撃がより大きくなるからです。

着地したほうの膝は自然に軽く曲げた状態で、大腿四頭筋（ふともも前方の筋肉群）を使って衝撃を吸収するように、自然に歩くのが正しいのです。大腿四頭筋は膝を守る筋肉で、このように膝を自然に曲げて歩くことで発達していきますから、膝痛の予防にもなります。

⑦足首を使って歩く意識を

重心をかかとに置いたままで足をしっかり上げずに歩く人は、足首やふくらはぎが極端に細かったり、逆に足首がむくんでいて太いというような特徴があります。そして、共通して「冷え性」の悩みを抱えています。

その理由は、足指や足首を使って歩いていないからです。

歩く時に自然に使う筋肉が使われないために、筋肉の収縮の時に起こる「ポンプ作用」が生まれず、慢性的に血流が悪くなっているのです。むくみや冷えは、そこから起こっています。

①から⑤までの歩き方を実践する時に、足指とともに足首が自然にしっかり動いていることを感じるようにしてください。

⑧「つま先で蹴り出す」ではなく「自然に離れる」

歩き方の一般常識としては、「つま先で蹴り出すようにして前進する」というものもあります。

たしかにかかとに重心を残したまま歩く「ペンギン歩き」はダメで、足指のほうに体重移動しなければいけません。このように体重移動をして、最後に地面を離れるのはつま先です。

しかし、その時に意識して力を入れて足指で「蹴り出す」必要はありません。それは特定の筋肉を無駄に疲労させ、緊張させますから、痛みにつながりかねません。

歩く時の足指の意識としては、後ろから移動してきた重力を指で感じて、意識して支える、つまり軽く踏ん張る程度でよいでしょう。そして、継続していく体重移動とともに、自然に地面から離れていくようにします。スポーツなどのトレーニングでもない限りは、蹴り出す必要はありません。

正しい歩き方

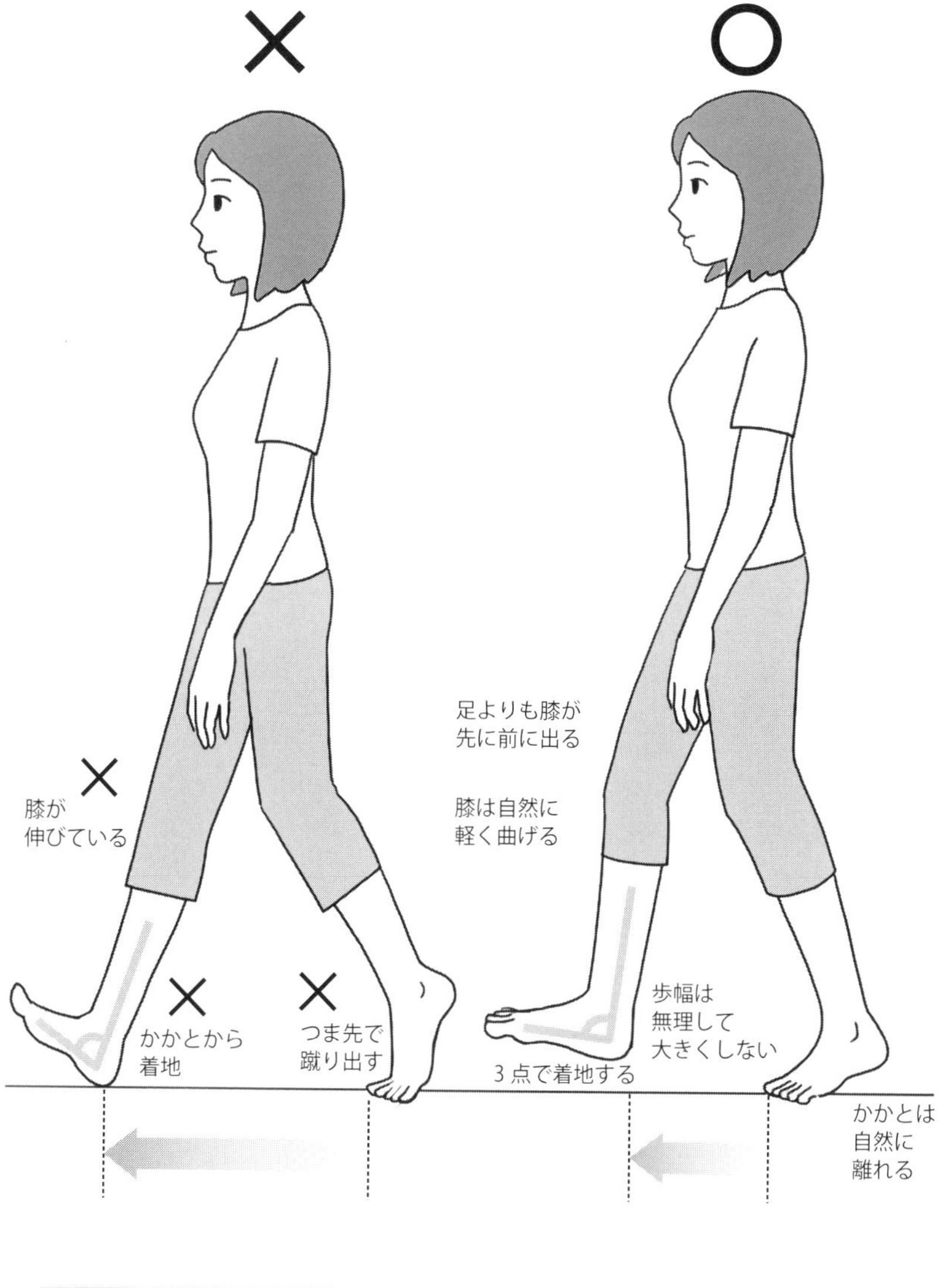
×
○
膝が
伸びている
×
かかとから
着地
×
つま先で
蹴り出す
足よりも膝が
先に前に出る
膝は自然に
軽く曲げる
歩幅は
無理して
大きくしない
3 点で着地する
かかとは
自然に
離れる

足裏体重の移動図

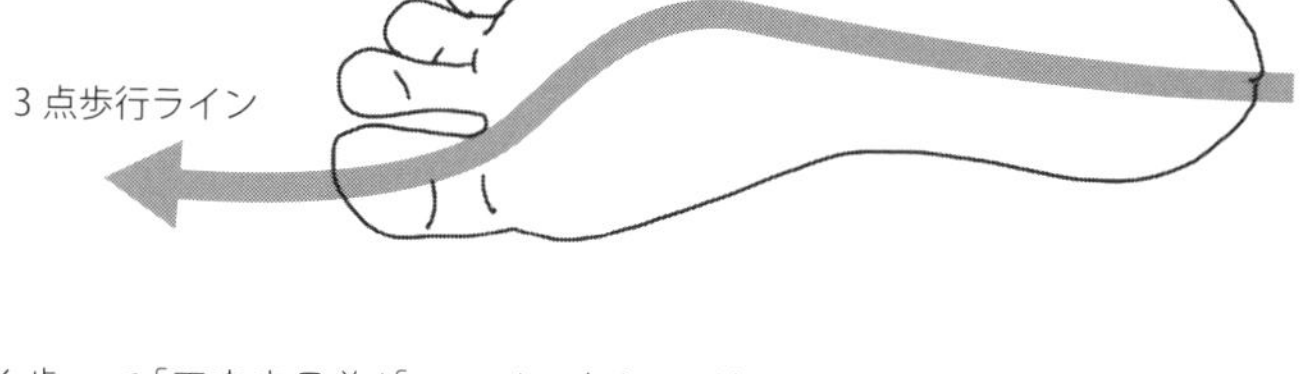
3 点歩行ライン

カンタン足首トレーニング

◎足首の強さがカギ

現代人は、ほとんどと言ってよいほど、正しい歩き方ができていません。小さい頃から足を使わなかった、そのために正しい歩き方ができなくなっている、だから足首をしっかり使うことができず足首が硬くなっている、とも言えるでしょう。

現代人は、足首が弱っているのです。

とくにハイヒールを履く女性なら、足首に強さがないと美しく歩けません。体重がかかるたびに足首が折れないかと心配になるような人も見かけますが決して美しくはなく、ハイヒールを履く意味がないと思います。

ヒールの低いふつうの靴でも、よく見ると多くの人の足首が不安定になっています。それでは正しい歩き方はできません。

正しい歩き方をして美しく颯爽と歩くためには、まず足首が本来の強さを取り戻さなければいけません。やはり、「不安定足首」を解消するしかないのです。

正しい歩き方ができる足首になるために、こんなトレーニングをやってみてはいかがでしょう。

■ エアヒール・ウォーキング

「エアギター」ならぬ「エアハイヒール」でトレーニングです。

つまり、あたかも高いヒールがかかとについているかのように、つま先立ちで歩くのです。

実際にはヒールはついていないわけですから、かかとが上がっている状態を足裏やふくらはぎの筋肉で維持しなければいけません。また、かかとでヒールに寄りかかることができませんから、歩く時は中足部から足指でしっかり体重移動を行って支えなければなりません。中足部がかかとの代わりになるわけです。

このため、いやでもつま先で踏ん張ることになり、足指も足首も、鍛えることができます。

大切なのは、つま先に体重が乗る時に、足の指全体で床をしっかりと感じることです。あるいは、自分の体重を感じること、と言ってもよいでしょう。

この時、注意してほしいのは、膝を曲げすぎないようにすることです。

そうすると、足裏やふくらはぎの筋肉が活動するので、たくさんの血液を送るポンプ作用が働きます。冷え性の解消にもなりますし、また足全体が細くなって足首がきれいになります。

■ 障害物歩き

障害物歩きは、膝をしっかりと上げて、足よりも膝から先に出す歩き方のためのトレーニングです。歩く時は誰も自分の歩き方についてとくに意識しているわけではありませんので、障害物を置いて、それをまたぐように意識して膝を上げることを覚えるのです。

床に棒やタオルなどを歩幅に合わせていくつか置いて、それを一歩ずつ意識してまたいで歩いてください。

かかとに頼って歩く「ペンギン歩き」では、かかとが障害物にぶつかってしまうので「あッ、いけない」と気づくことができます。

ふだんの歩き方よりも、意識して少しゆっくり歩くと効果的です。

大切なのは、膝を曲げて片足を上げた時に、軸足の足指でしっかりと自分の体重を感じることです。そして一歩ごとに「踏ん張る」ということを意識します。

■ 本のせ（モデル）歩き

歩く姿が美しい職業で、まず思いつくのがモデルでしょう。

ランウェイで足首をガクガクさせながら歩いているモデルはいません。優雅に歩いていても、靴のなかでは一歩ごとに足指で踏ん張って全身のバランスを保っているのです。足首の強さがなければ、できないことです。

モデルは頭の上に本を乗せて歩く練習をするそうです。これは姿勢よく歩くためにとてもいい方法ですし、また左右のバランスを取るための筋肉のトレーニングにもなります。結果的に、足首を強くしてくれるでしょう。

「ペンギン歩き」の汚名を返上するためにも、毎日の習慣にしてみてはいかがでしょう。

■ うしろ歩き

あなたはふだん、うしろ向きに歩くことがありますか？

もちろん、ふつうはそんな必要はありません。しかし、うしろ向きで歩くことは意外にも正しい歩き方のトレーニングになるのです。

埼玉県知事の上田清司さんは、毎朝のウォーキングにこの「うしろ歩き」や「横歩き」を取り入れていると、ご自身のブログ(「打てば響く知事の太鼓」)で紹介されています。素晴らしいことだと思います。

「うしろ歩き」にはいろいろな効用があると思いますが、私は「自然につま先に重心を置くことができるようになる」という点を評価しています。

やってみるとわかりますが、かかとに重心を置いたままで、うしろ向きに歩くことはかなり難しいのです。

うしろ向きに歩いてみると、どうしても重心はつま先側に移動します。さらに、うしろ歩きで速く歩こうとすると、少しかかとが浮くほどです。これは正しい歩き方の重心ですし、実は膝や腰に負担のかからない歩き方でもあるのです。

うしろ向きに歩くことは脳にも新鮮な刺激を与えるとも言われていますので、ストレス解消など、全身的な健康増進のためにもよいトレーニングになるでしょう。

■プチ・スキップ・ウォーキング

子どもの頃にスキップしたことを思い出してください。意外と体力が必要ですよね。

実はスキップはすごく簡単に効率よく足腰を鍛える運動になるのです。スキップするように歩くことで、ウォーキングしているよりも時間を短縮しながら効果的な足腰・足首強化ができます。

本当にスキップをすると、とても疲れるため「スキップするように歩く＝プチ・スキップ・ウォーキング」がよいでしょう。気持ちも楽しく思わず笑顔がこぼれる歩き方です。

やり方は、簡単です。

通常は上下運動をしないで歩くほうが疲れないで

よいのですが、プチ・スキップ・ウォーキングでは、わざと足首で上下運動をつくり出しながら歩くようにします。

プチ・スキップ・ウォーキングで一〇分も歩いていると、寒い日でも汗が噴き出してくるほど運動強度は高いため、時間がない現代人にはとても適したウォーキングと思います。

■いつでもどこでも自重トレーニング

足首を鍛えるということは、重力を支えるために自然に使われている筋肉を鍛えるということでもあります。

そして、筋肉を鍛える時に大切なのは、適度な負荷を与えることです。筋肉モリモリにするためにウエイトトレーニングを行うのも、このためです。

しかし、足首を鍛えるためにウェイトまで持ち出す必要はありません。足首は自分の全体重を支えるところですから、その重みをうまく利用すればよいわけです。これは「自重トレーニング」と呼ばれるもので、やり方はカンタン、「かかとの上げ下げ」だけです。

歯を磨いている時、ホームで電車を待っている時、電車に乗っている時、ラーメン屋さんの前で並んでいる時、キッチンで夕飯の支度をしている時……。日常生活のなかで、ただ立っていなければいけない時は意外にあるものです。そんな時に、こっそり足首強化の自重トレーニングを習慣づけましょう。

本のせ（モデル）歩き

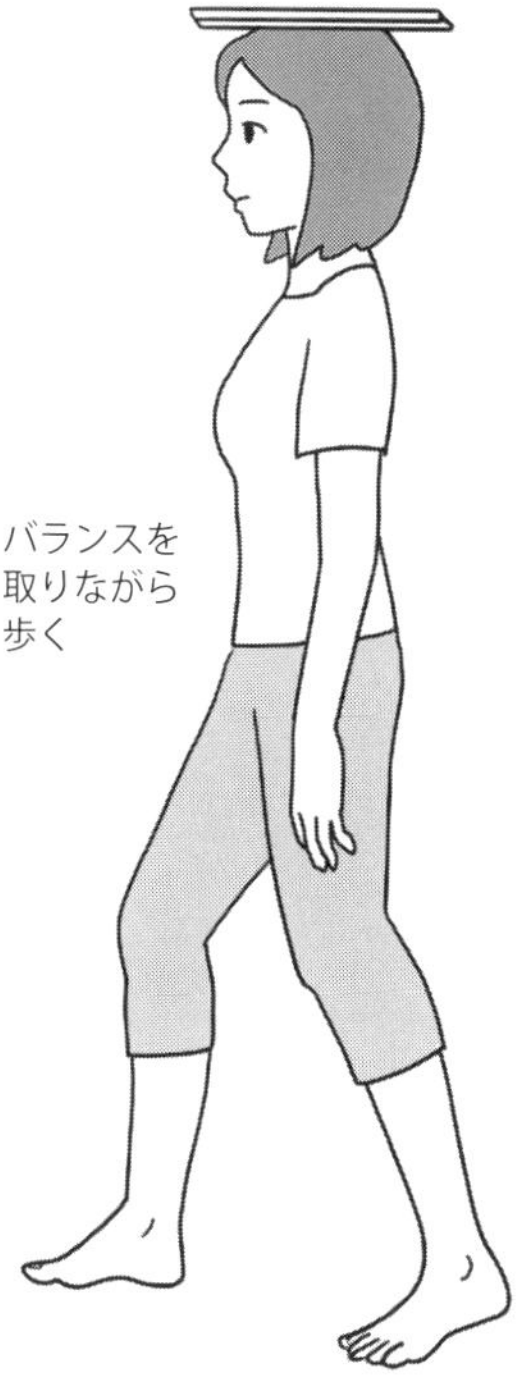
バランスを
取りながら
歩く

エアヒール・ウォーキング

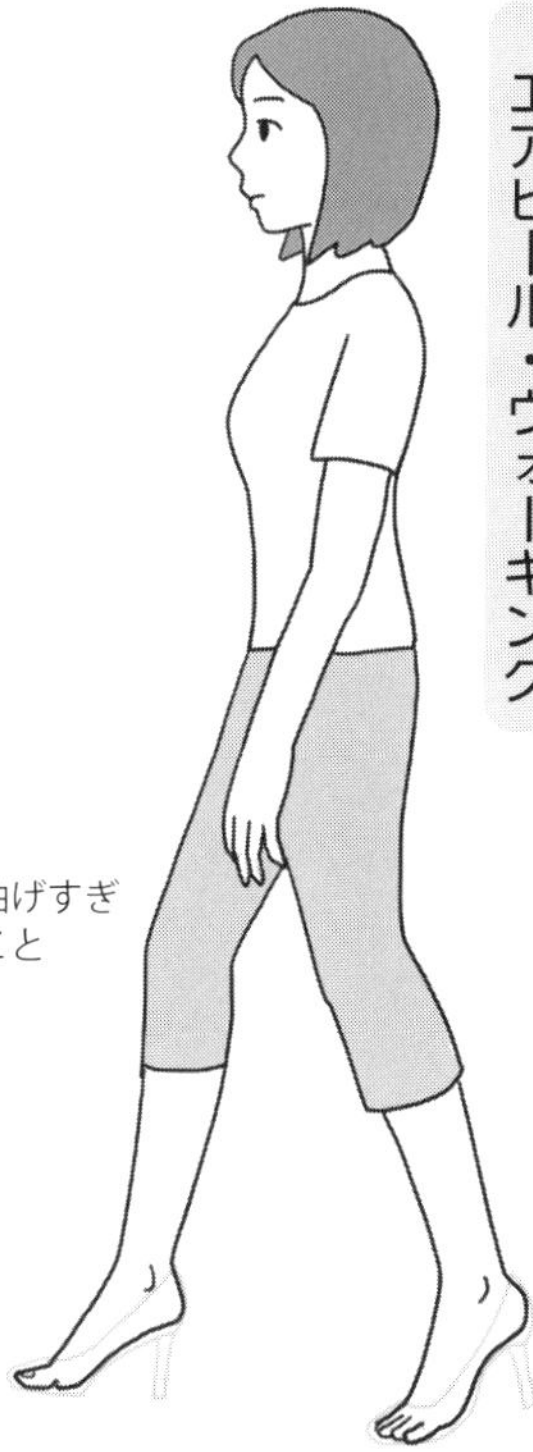
膝を曲げすぎ
ないこと

障害物歩き

タオルを丸めたものなど
筒状の障害物を
何本か置いて、
またぐように歩く

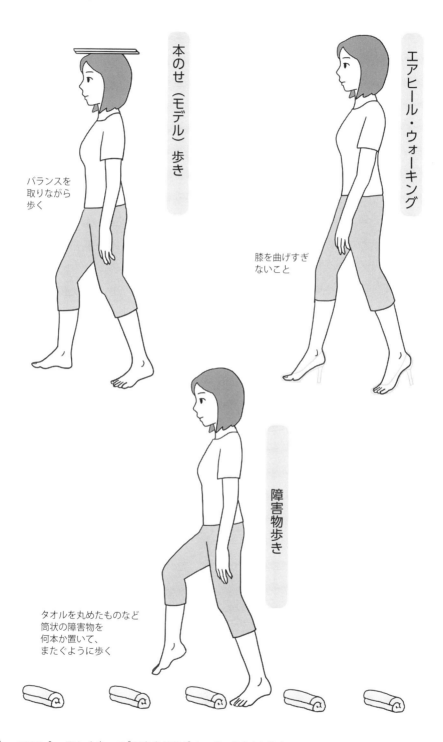

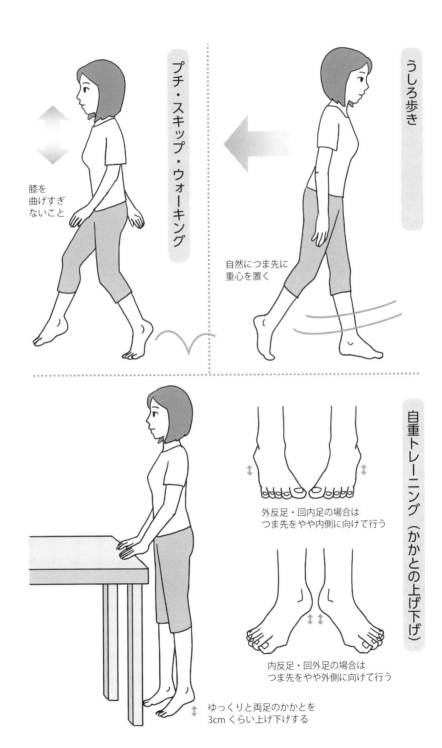

うしろ歩き

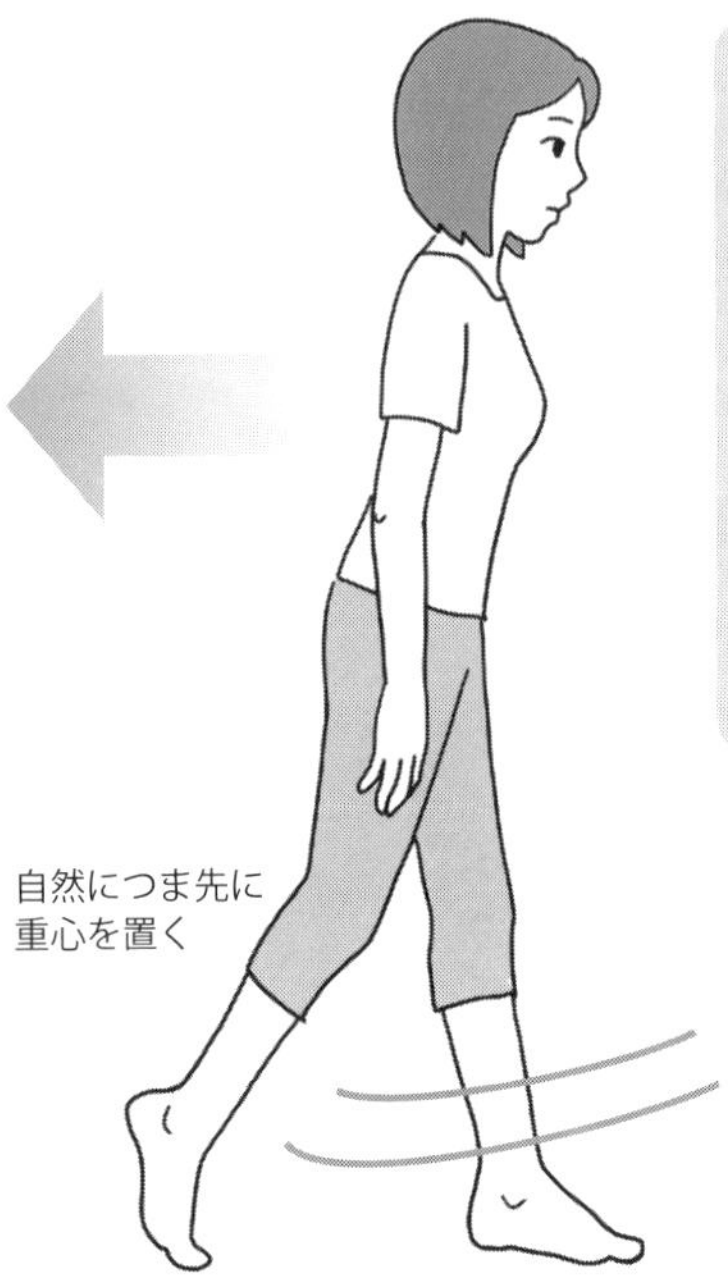

プチ・スキップ・ウォーキング

自重トレーニング（かかとの上げ下げ）

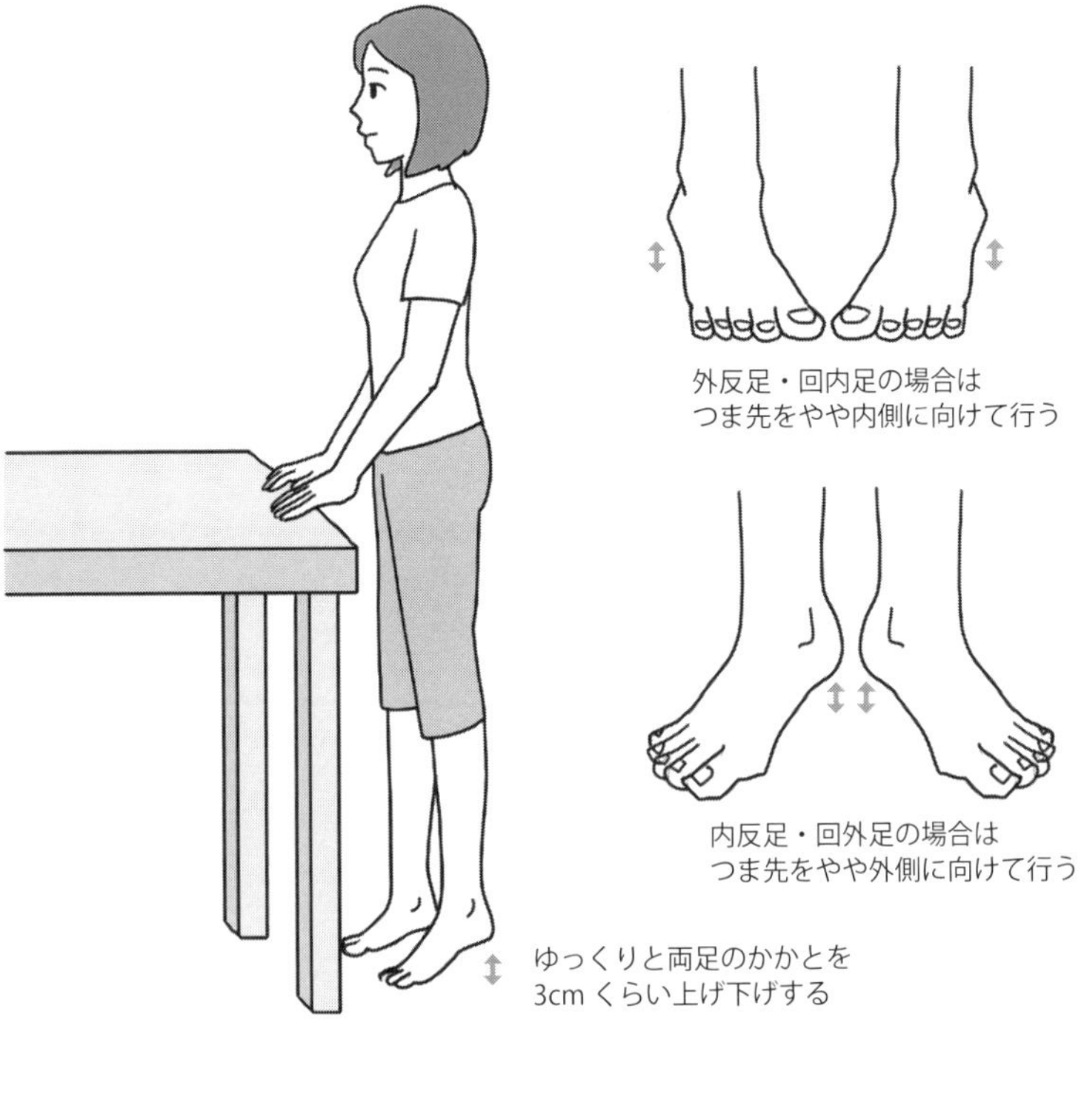

PART 4

足を痛めたときのセルフケア法

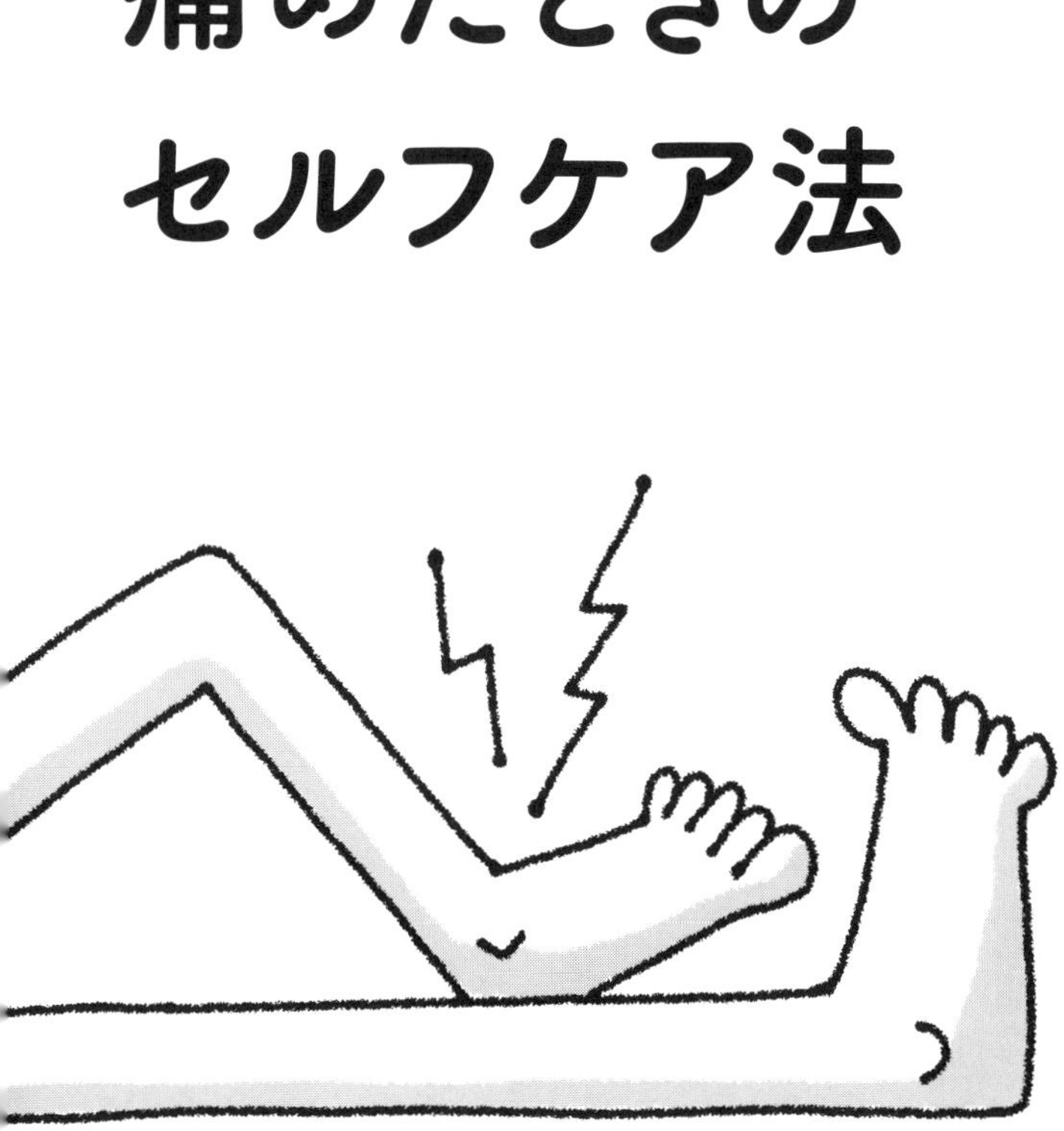

足の痛み、正しい対応の仕方

◎根本の原因を知るためのチェック法

セルフケアを行う前に、以下の事前チェックが大事です。

①炎症があるのか？　ないのか？

②足首の動きは硬いのか？　緩いのか？

③筋力は強いか？　弱いか？

まず、痛む箇所の炎症の有無を判断してください。

炎症がある場合は、痛い部分を触った時に「熱感」「腫れ」「発赤」などがあるのでわかります。

その際は、必ず**左右の足を見比べるのが大切なポイント**です。

そして炎症があれば、アイシング（九三頁参照）と、最低でも三日間の安静が必要です。その後、炎症が起こる原因を見つけていきます。

炎症がない場合は、さらに原因を探していくことになります。

ここでチェックするのは、足首が硬いか緩いかです。屈曲や伸展など足首を動かしてみて正常に動くかどうか、正座ができるか、あるいはかかとを床につけたましゃがめるかをチェックしてください。

次に、筋力があるかないか（強い・弱い）を調べます。

安全のために壁に手を置いて支えながら、片足立ちになり、かかとの上げ下げをしてください。左右交互に行って差がないかをチェックします。筋力が弱いほうのかかとは持ち上げづらいはずです。

緩い足首（グラグラ足首・フニャフニャ足首）には筋肉が必要ですから、筋トレを行います。硬い足首（ガチガチ足首）には可動域を増やすため、関節を緩めることが必要になります。

足首が緩いと、体重が乗った時に関節がずれて歩くたびにつぶれて負担がかかり、痛みへとつながります。

足首が硬いと、歩行の際に正常な足関節運動が阻害されるため左右差が生じて、片方の足に負担がかかります。また、正常な足首の動きが阻害されると、歩く時に足裏での体重移動が促されないため、足首の痛み、アキレス腱や足裏・かかとの痛みが引き起こされます。

どちらの足首も、長く歩いたり立っていることなどによって負担がかかると、痛みが生じるのです。

グラグラ・ガチガチ・グニャグニャの「不安定足首」になる原因は、以下の場合が多いようです。

- **骨折後の長期のギブス固定によるリハビリ不足**
- **術後のリハビリ不足**
- **捻挫などを繰り返したり、または大きな捻挫をした後の足関節不安定性**
- **合わない靴を履き続けた**
- **子どもの頃からの問題（先天性も含む）**
- **悪い歩き方を長く続けた（つま先が踏ん張れずに足先が流れるため、足首が歩くたびに捻じれる）**

足の歪み・衰え

● 着地時の痛み

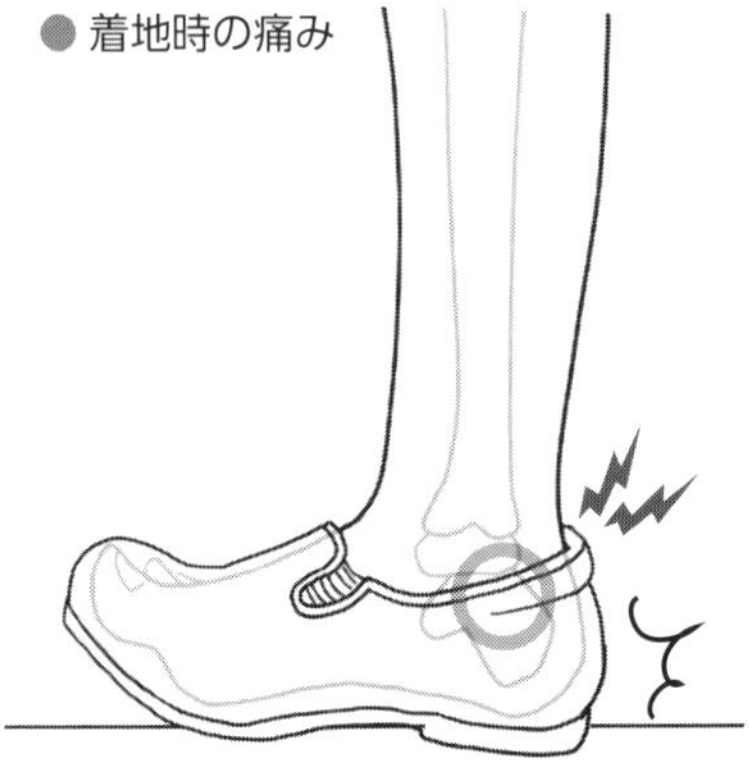

かかとの着きすぎで
かかとの側面が
ピリピリと痛む

● 歩行時の痛み

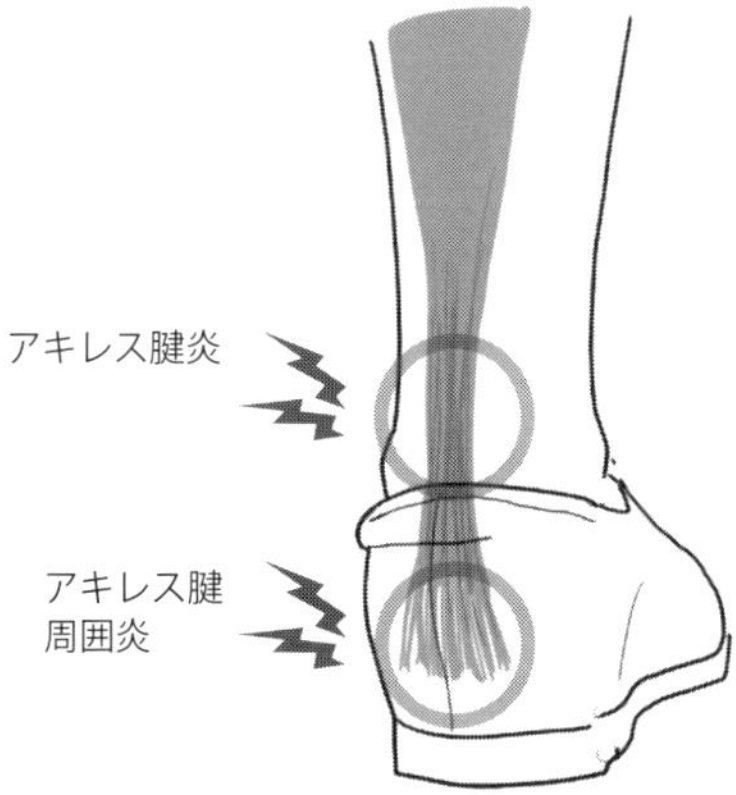
アキレス腱炎
アキレス腱
周囲炎

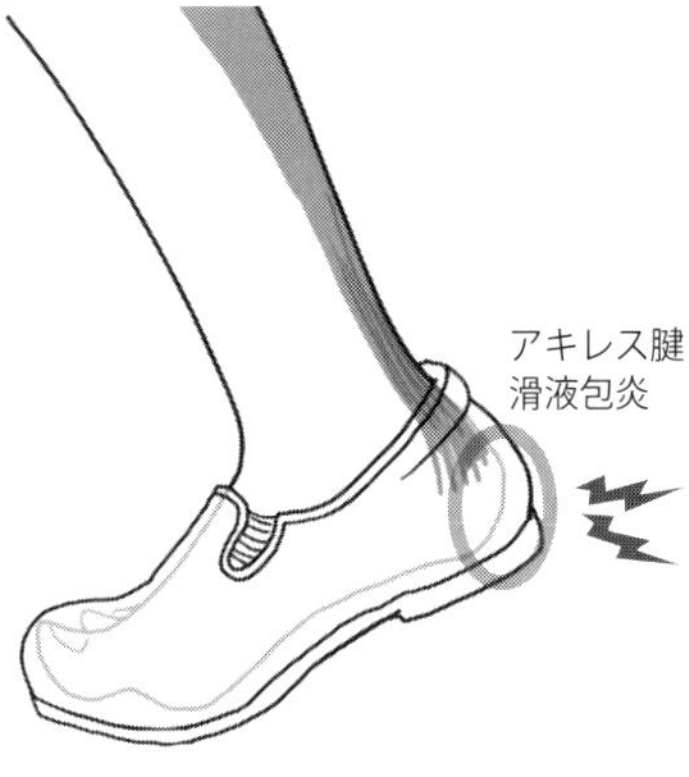
アキレス腱
滑液包炎

● 起床時の痛み

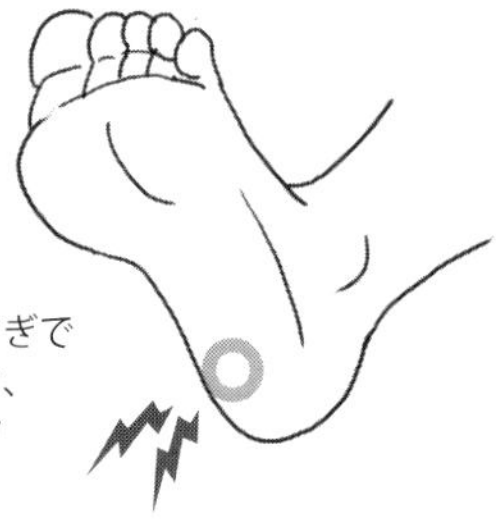

かかとの着きすぎで
棘状の骨ができ、
ズキーンと痛む

● 歩いた後の痛み

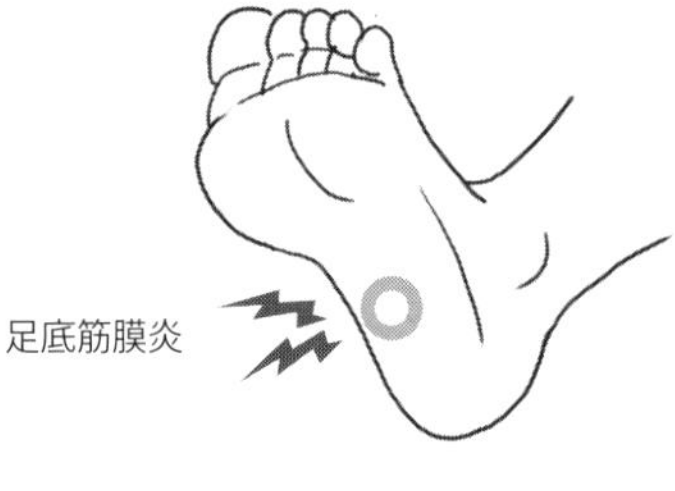
足底筋膜炎

足底筋を緊張させるため
足底筋の付着部が引っ張られて
炎症を起こす

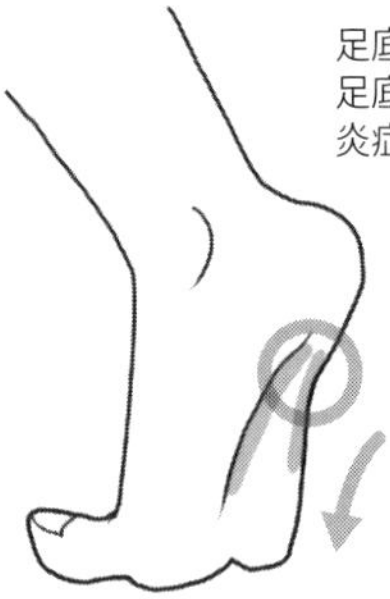

ハイアーチで
指上げ歩きをする人は
要注意

・浮き指が強いためかかとに体重が多く乗り、過剰な衝撃が繰り返された
・過度なスポーツによる足首への負担（衝撃等）
・歩かない、あるいは運動をしないために足首周辺の筋肉が弱くなって、体重をかけた時に支えきれない

◎炎症がある場合の痛みは、積極的に冷やす

最初に炎症の有無をチェックしてくださいと述べましたが、炎症のある痛みに対して、「温めるとよい」ということを信じている人がいます。

たしかに神経痛のように、温めたほうがよい痛みもありますが、炎症があって痛みが強い場合は「冷やす」ことによって、炎症をしずめることが大切なのです。

「慢性化した痛みは温めたほうがいい」と言う方もいますが、慢性化した痛みは、炎症が慢性化しているということですから、やはり温めては逆効果になってしまいます。

よく「温泉に入ると腰痛が楽になる」と言われます。実際に、じっくり芯から温まると軽い慢性的な痛みは感じなくなります。

しかし、それは痛みを感じる神経が少しのあいだだけ緩和されているということなのです。温泉の温かさ（つまり温泉による保温状態）は、一日くらいは保ちますが、その後は通常に戻りますから、痛みは再び起こってきます。

「炎症があって痛い時は温めてはいけない」「患部を積極的に冷やす」ということを覚えておいてください。

◎「高温で温める」で、悪くしている人が多い

足を痛めた時、多くの人は自分でいろいろなことをやってみて、それでも痛みがひどくなると、当院のような整体院にやって来ます。

ところが、自分でやった応急処置で、かえって悪化させて痛みも強くさせてしまっているケースが非常に多いのです。

応急処置法にも、いろいろな「常識」があります。しかし、それらはあやふやな知識だったり、間違っている常識だったりで、専門家として言わせていただくと、そのほとんどは「やらないほうがマシ」なのです。

「痛いから温める＝温めると痛みが解消する」もその典型例です。

患部が炎症を起こして痛みがあるのに、温めることで、症状を悪化させているケースがとても多いのです。

お風呂に入る時も、三八〜四〇℃を心がけてください。四一℃以上の高温では交感神経が活発になり、かえって痛みに拍車をかけることになります。

応急処置は、正しく行うことができれば、やったほうがよいに決まっていますが、正しくできないのであれば専門家に任せたほうがよいでしょう。

それでも正しい応急処置を理解しておくことは大切ですから、以下に詳しく説明しておきます。

◎素人の指圧や強いマッサージも禁忌

炎症性の痛みに対してやってはいけないことは、「温めること」だけではありません。

押す、揉む、引っ張る、伸ばす、強くさする、無理に動かす、これらはすべてやってはいけません。

慢性の痛みも炎症を起こしているのですから、これも同様です。

たとえば「かかとが痛い」と言って来院される方が多いのですが、たいてい自分で一生懸命揉んで来られるのです。そのためによけいに腫れて、かかとがひとまわり大きくなってしまっているのに、自分では気がついていません。

「疲れが溜まっていると思ってゴルフボールでゴリゴリやったんですけど……」とか、「お風呂でよく揉んだのに……」などと言われますが、みなさん自分で悪くしてしまっているのです。

たまに、さほど悪化していない方にお聞きすると「別になにもしていません」と言われます。

痛みには、とにかく「冷やす」こと。それ以外は、安静が一番なのです。

ストレッチも、注意しなければいけません。

たとえばアキレス腱が痛む時は、アキレス腱が部分断裂を起こしているケースが多いのです。このような場合にストレッチをすると、よけいに悪化してしまいます。

◎患部をピンポイントで冷やす

冷やし方（アイシング）について、ここできちんと基本的なやり方を覚えておきましょう。

足を冷やす場合、氷と水を入れたバケツに足を突っ込む、というケースが多いと思います。しかし、これは冷たすぎて、とても患部を十分に冷やすほどの時間、足を入れていられません。

私も若い頃、中足骨を骨折した時に、整形外科で氷水の入ったバケツに足を突っ込まされましたが、あまりの冷たさに三分くらいで耐えられなくなり、なんとかガマンしても五分が限度でした。これでは炎症をおさえるのに十分ではありません。

大切なのは、炎症を起こしている患部を「ピンポイントで冷やす」ことです。

応急処置としては「熱を持っている部分」あるいは「押したり動かしたりした時に一番痛い部分」だけを冷やす、と考えればよいでしょう。

■ **痛む部分の冷やし方（アイシング）**

① 用意するもの

家庭用・スポーツ用に市販されている氷嚢を使います。なければ、ビニール袋を二重にして、氷嚢として使えばよいでしょう。

② 氷、水、そして塩を入れる

袋に氷を適当に入れて、少量の水と塩を加えます。塩を入れると氷が溶けにくくなり、比較的長く使えます。袋にこれらを入れたら内部の空気を抜いて、密閉します。

③ 冷やし方、患部への当て方

炎症を起こしている患部（痛いところ）にピンポイントで当てます。少し圧迫すると効果的です。軽いマッサージや部分的に動かしたりすると、より効果的に冷やすことができます。

④ いつ、どのくらい冷やすか

急性の場合は、なるべく早く冷やします。慢性的な痛みで気になる程度なら、お風呂上がりに一日一回でよいでしょう。

最低でも二〇分～一時間。氷が溶けないでいるあいだは、冷やし続けるようにしましょう。

注意：保冷材は効果的に冷やせないので使いません。また、紐などで結びつけて冷やすのも、動いた時にポイントがずれるのでよくありません。

正しい冷やし方（アイシング）

① 氷嚢を用意する

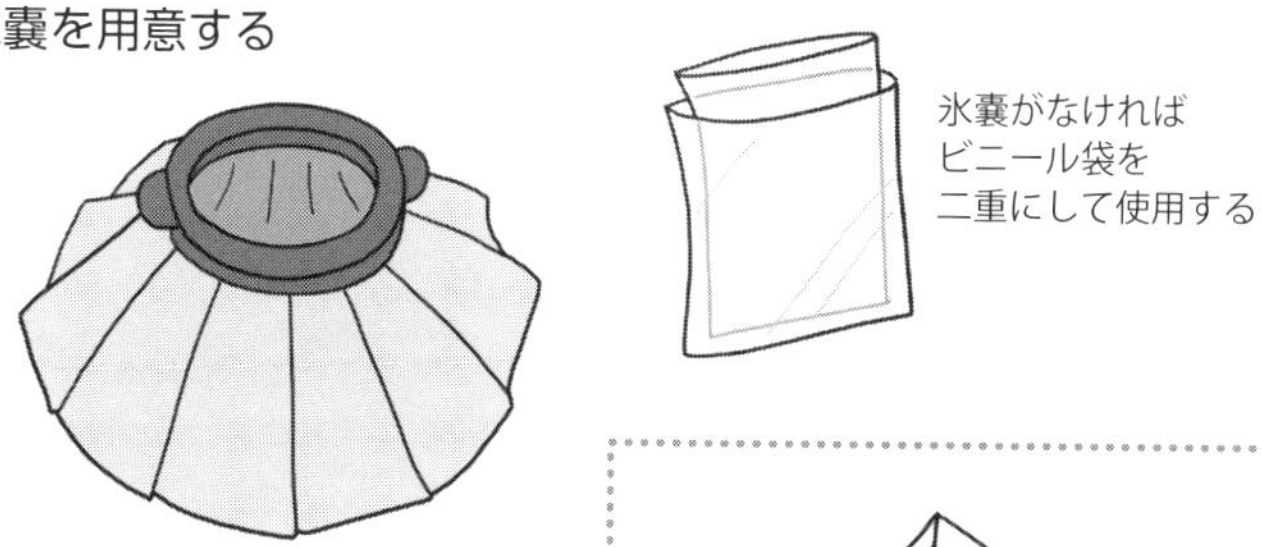

② 袋に氷を適当に入れ、
少量の水と塩を加える

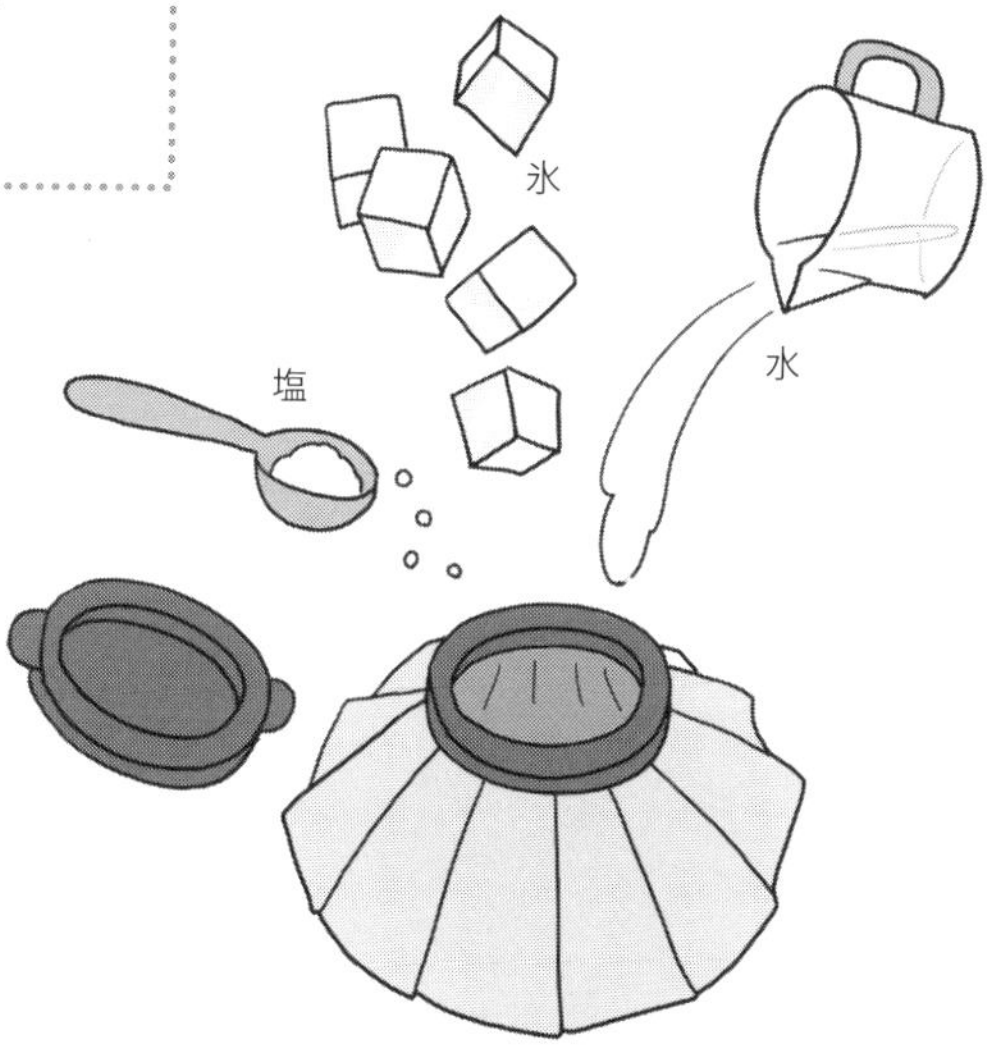

③ 患部にピンポイントで当てる

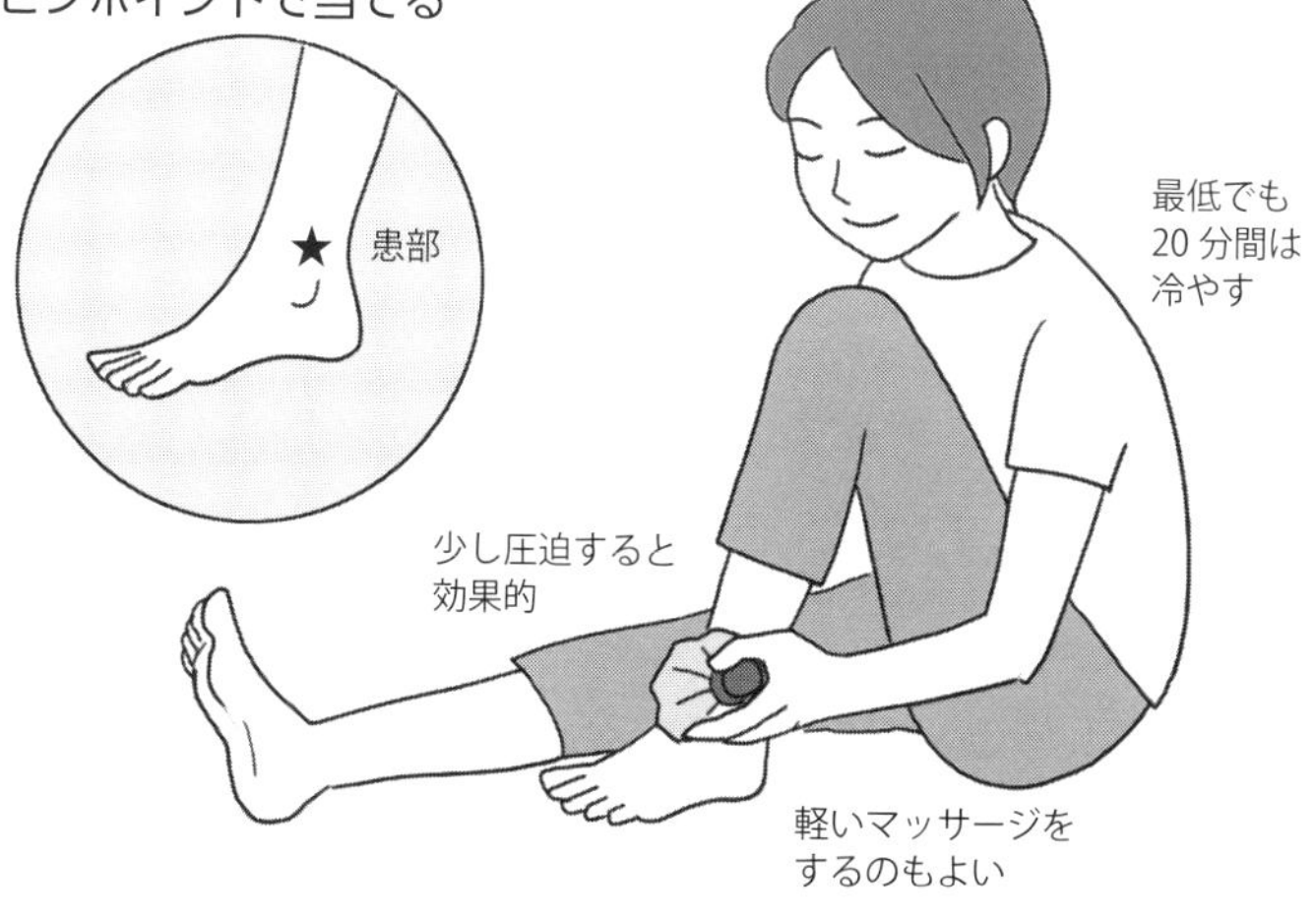

炎症がない場合の、症状別ケア法

◎足首痛には「テーピング・サポーター」が有効

体重をかけると痛い、長時間立っていたり歩くと痛い、あるいは、しゃがむと痛いというような足首痛は、捻挫や変形性の場合は別として、不安定足首が原因であることが多いので、「テーピング・サポーター」が有効です。

テーピング・サポーターとして使用するのは、サラシです。強いサポート力があり、足首にとって最適の状態で歩いたり走ったりができるので、足首の矯正や弱った筋力のアップもできます。さらに、綿やガーゼなどの包帯に比べてサラシは耐久性があって長持ちすること。そして、なによりも安価です。

まず、市販のサラシの長さを三等分に切ったサラシを用意します。大人の場合は縦に三等分（子どもや足の小さな人の場合は四等分）に折り、三～四センチほどハサミで切り目を入れます。その切れ目に沿って縦に裂くと、簡単にテープができます。

このテープを足首に巻くわけですが、足首を伸ばしたまま巻くと、歩くなどの日常生活に不便ですから、足首を九〇度に曲げてテープを巻くことがポイントです。

そうすると、歩くことはもちろん、野球やサッカーなどで走り回ることもできます。

まず、かかとに三回、足の裏から甲にかけて三回。最後に足首にかけて五回。いずれも少し強く巻いてあまったサラシは切ってください。

サラシを巻き終わったら、通気性のあるアンダーラップテープをサラシが隠れるように巻きます。

その後、全体を隠すように伸縮性のある粘着テープでかかとから足首に向かって三回巻いて固定してください。

一度巻いたら三日間はそのままで、お風呂に入る時は濡らさないように気をつけてください。

硬い足首の人の場合は関節を緩めるために、足首を回したり、伸ばしたりのストレッチを行ってください。

正座するのも、足首ストレッチとして有効です。きつくて正座できない場合は、座布団を足の間に挟んで片足づつ、無理をせずにお風呂上がりなどに行ってください。

足首が緩い場合は、かかとの上げ下げなどで筋力をアップさせます。

安全のため壁に片手をついて、左右交互にかかとを上げ下げします。疲労が溜まらないように一〇〜二〇回程度でいいですから、歯磨きをしながらやテレビを見ながらなど、時間がある時や気がついた時になるべく頻繁に行うと、やがて左右の筋力差がなくなってきます。

サラシを使用するのが難しい場合は、市販の固定用のサポータ（履くサポーター）や巻くタイプのバンテージサポーターを併用してください。履くタイプの上から巻くタイプのサポーターをすると、「テーピング・サポーター」と等しい効果が得られます。

「テーピング・サポーター」は、カンタンに言えば、痛めた箇所が受ける負担を、普段を一〇としたら五以下にまで軽減させることができます。

こうして負担が半分以下になっている状態を維持すれば、一定期間ののちに痛みは自然に解消していきます。

どんなにしつこい痛みやひどい痛みも、たいていは三週間もあれば改善に導かれます。

一〇年以上もくり返していた痛みが、テーピング・サポーターをして三週間で改善され、再発しなくなった方はたくさんおられます。

痛めた箇所の修復を手助けするディフェンスの役割と、再発しないために必要な筋肉群の強化というオフェンスの役割を同時に果たすことができる点で、このテーピング・サポーターはとても優れているのです。

また、素人でも練習すればできるようになります。最初はうまくできなくても、コツをつかめば簡単ですから、ぜひチャレンジしてみてください。

◎かかと痛には「ピンポイント・クッション」

かかと痛の場合は、たとえば、かかとから強く着地する歩き方や高いところから飛び降りたりした時などに受ける過剰な衝撃が大きな原因ですから、この過剰な衝撃が加わらない状態をつくることが大切です。

まず、かかとを触って一番痛むところを探してください。場所がわかったら、マーカーなどで印をつけておくとよいでしょう。

一〇〇〇円ショップやホームセンターなどで滑り止めマットとして売られているクッションを使用します。厚さが五ミリ程度と二ミリ程度のものを用意してください。まず五ミリのものを五〜六センチ四方に切りそれを半分に折ります。

痛む箇所の大きさに併せて半円形（半円形でなくとも、痛むところに合わせた形ならOK）に切り抜きます。これを患部に当て、さらに二ミリ程度の厚さのクッションを重ねてテープで固定します。

靴のなかに入れるクッションとしては、インナーソールがあります。これは靴を履いた時だけ有効ですが、私がお勧めするピンポイント・クッションなら普段の日常生活でも大丈夫です。

これを三週間ほど続けると、痛むところが改善されていきます。

また、かかとが痛む方は足首の関節が硬い場合が多いので、柔らかくするための正座ストレッチが有効です。

立った時に膝が伸び過ぎている（膝の過伸展）ため、かかとに体重がかかり過ぎる癖がある方は、膝を少し緩めて立つように心がけてください。

余談になりますが、インナーソールをつくっている会社の会長さんが来院されました。

仕事がら、うん万円もするオーダーメイドのインナーソールを使っておられたのですが、かかとが痛くてたまらないということでした。話をお聞きすると、かかと全体が痛いという感覚で、一番痛むところを探すことができていなかったのです。

時間をかけて触診して一番痛むところを特定し、このピンポイント・クッションを使うようになって数週間で、あれほど悩まされた痛みが解消したととても喜ばれました。

テーピング・サポーター

① サラシテープをつくる

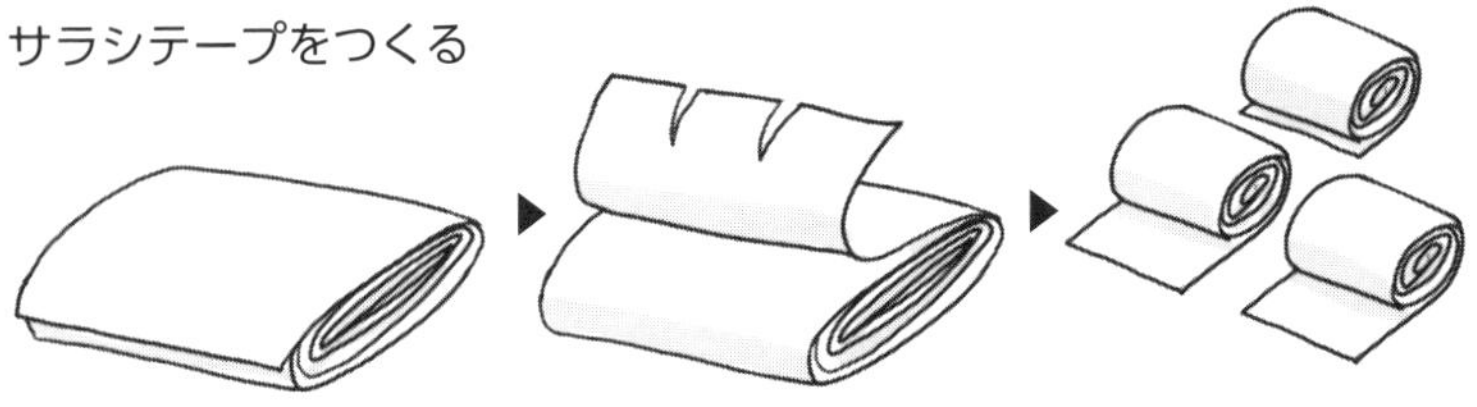

市販のサラシの長さを
1/3 にしたものを用意

幅を三等分したところに
切れ目を入れる

切れ目から手で裂いて巻くと
3 本のサラシテープになる

※つくり方はホームページでも紹介しています。

② サラシテープを患部に巻く（足首痛の場合）

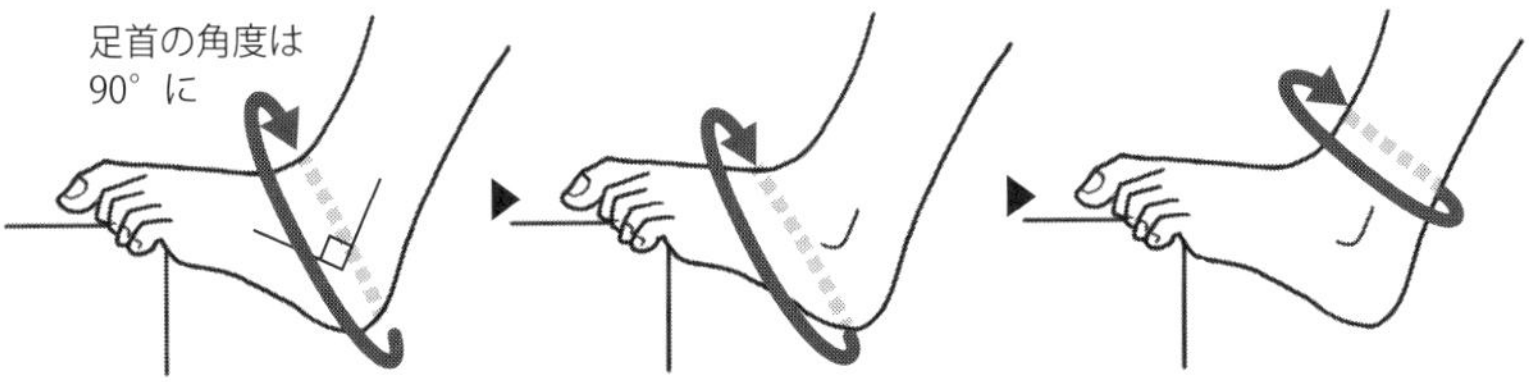

［1］かかとに 3 回

［2］かかと〜足の甲に 3 回

［3］足首に 5 回

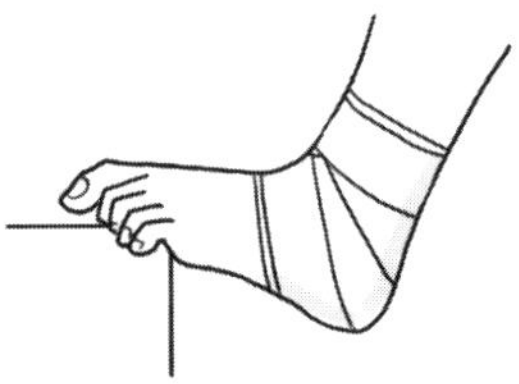

［4］サラシテープを
巻き終わったところ

③ ②の上から アンダーラップテープを巻く

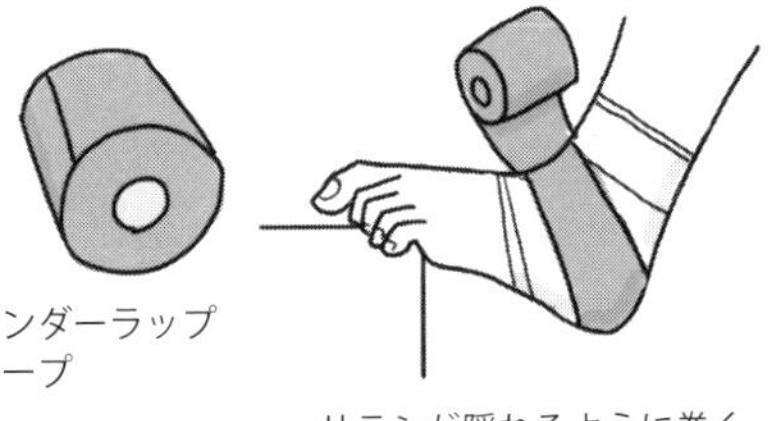

アンダーラップ
テープ

サラシが隠れるように巻く

④ ③の上から 伸縮性の粘着テープを巻く

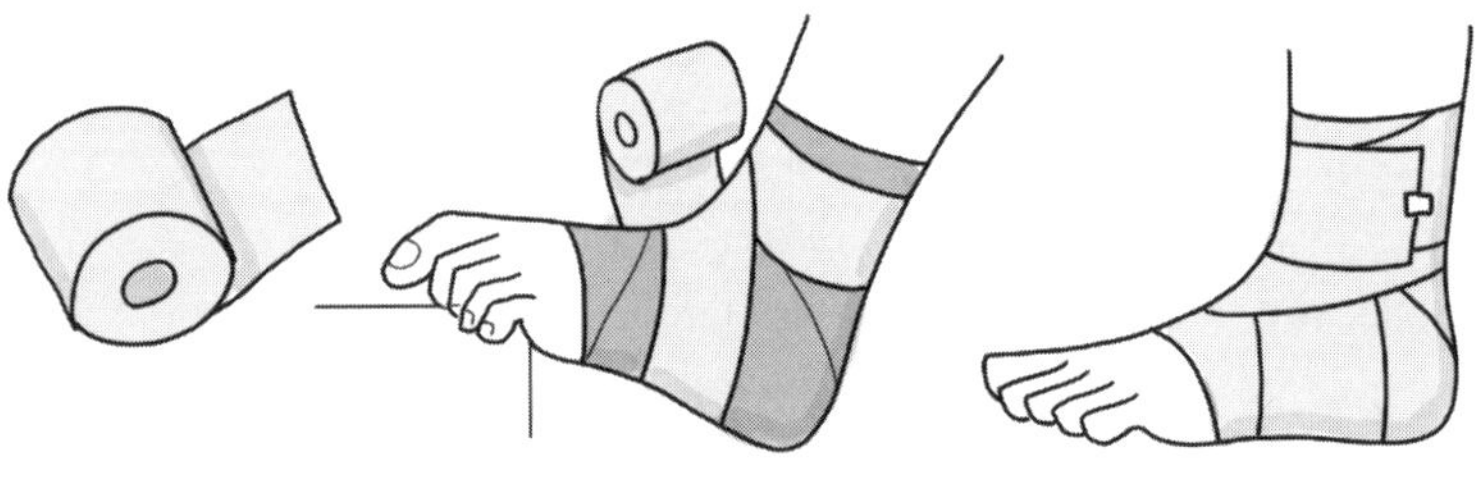

かかとから足首に向かって少しずらしながら
下のテープが隠れるように 3 回巻いて固定する

完成

ピンポイント・クッション

① クッションをつくる

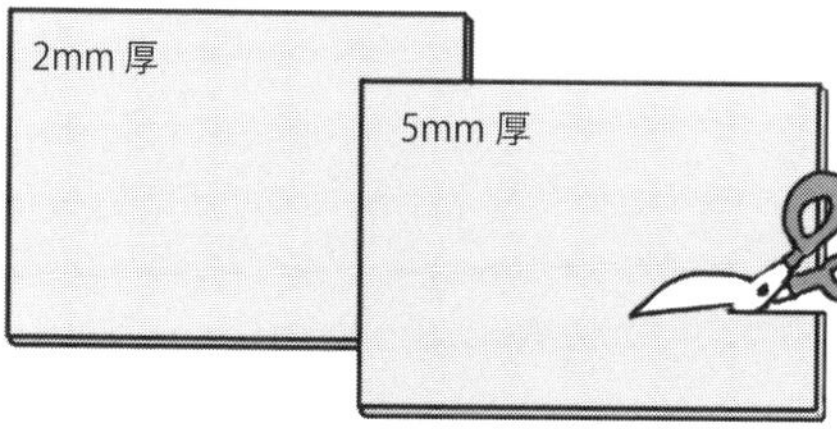

［1］フェルト製の滑り止めマットを
2mm 厚と 5mm 厚の 2 種類用意する

［2］5mm 厚のマットを
5〜6cm 四方の正方形に切る。

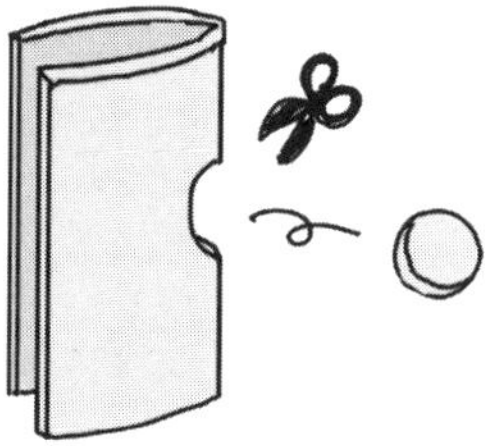

［3］［2］を半分に折り、
痛む箇所の大きさに合わせて
中心を半円形に切り抜く
（正方形の中心に穴があいた状態）

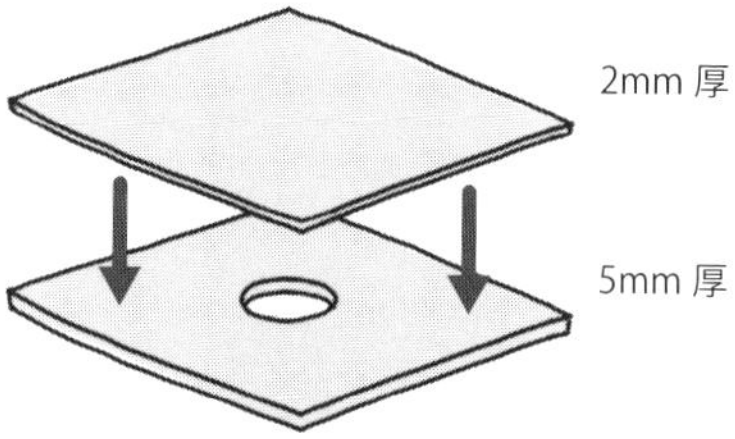

［4］2mm 厚のマットも
5〜6cm 四方の正方形に切り、
［3］に重ねて
ピンポイント・クッションの完成

② 患部に当ててテープで固定する

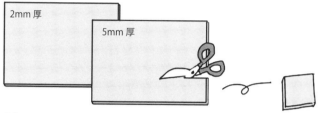

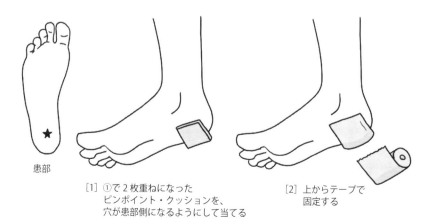

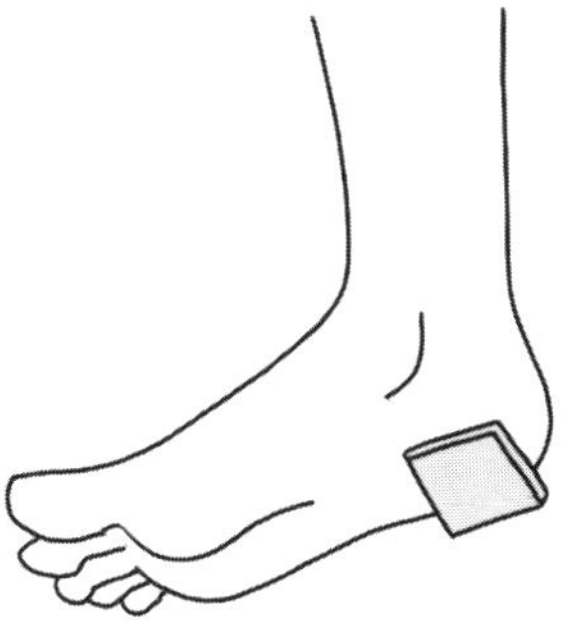

［1］①で 2 枚重ねになった
ピンポイント・クッションを、
穴が患部側になるようにして当てる

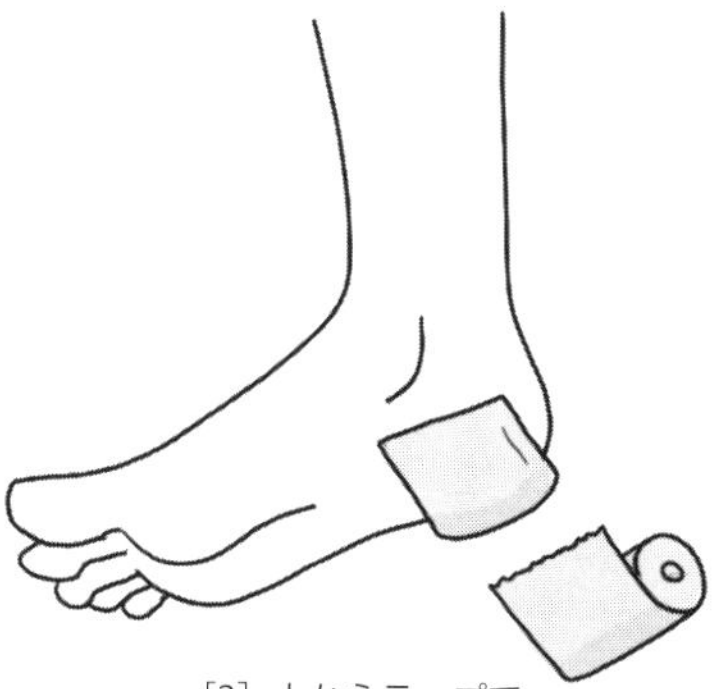

［2］上からテープで
固定する

◎足底筋膜炎には「タオルギャザー法」

足裏筋膜炎は、足指の第一関節がうまく使えない方に多く、極端なケースでは、座った状態で両足を伸ばして足の指でジャンケンをすると、チョキとパーはできるのですが、第一関節が曲がらないために、グーはできないということもあります。

そのほか、合わない靴を履き続けているうちに、指の神経が圧迫されて痛むようになるのも原因の一つです。

ここで試しに、両手の親指と人差し指の先で紙をつかんでみてください。

第一関節を曲げて指の先で挟んだ場合に比べて、指の腹で挟むと手のひらにとても強い力がかかることがわかると思います。これと同じ状態が足の裏に起こっているのです。

足首を柔らかくするストレッチと同時に、タオルギャザー法（タオルなどを床に置き、椅子に座って足の指先だけでタオルを手前にたぐり寄せる）などの足指エクササイズを行うことが効果的です。

また、足指の第二指、第三指からそれぞれの中足部にかけて、しびれや痛みが起こるモートン病には、テーピング（一〇二頁参照）が有効です。

◎アキレス腱や足甲の痛みには「足指エクササイズ」

指上げ足で歩く方は、ふくらはぎの筋肉とアキレス腱を極端に引っ張ることになりますので、とくにアキレス腱に痛みが生じます。

炎症がある場合は、まず先ほど紹介したアイシングをしてください。

アイシングで炎症が治まったら、足裏痛と同様に足首を柔らかくするストレッチとタオルギャザー法や芋虫歩きなどの足指エクササイズを行うことが有効です。

また、足の甲に痛みがある方は、アキレス腱の痛みと同じように、指上げ歩きで足の甲に極端な力がかかるハイアーチが原因であることが多いので、炎症がある場合はアイシングして、炎症が治まったら足首を柔らかくするストレッチと同時に足指エクササイズを行ってください。

◎日常的に行いたい「足指マッサージ」

セルフケア法として、痛みがない場合でも日常的に行ってほしいのが「足指マッサージ」です。

日頃から歩いたり走ったりと酷使していながら、ふだん気にもかけていない足指に「今日もご苦労さま」という感謝の気持ちを込めて、お風呂に入った時や寝る前などの日課にしてください。

足指マッサージ

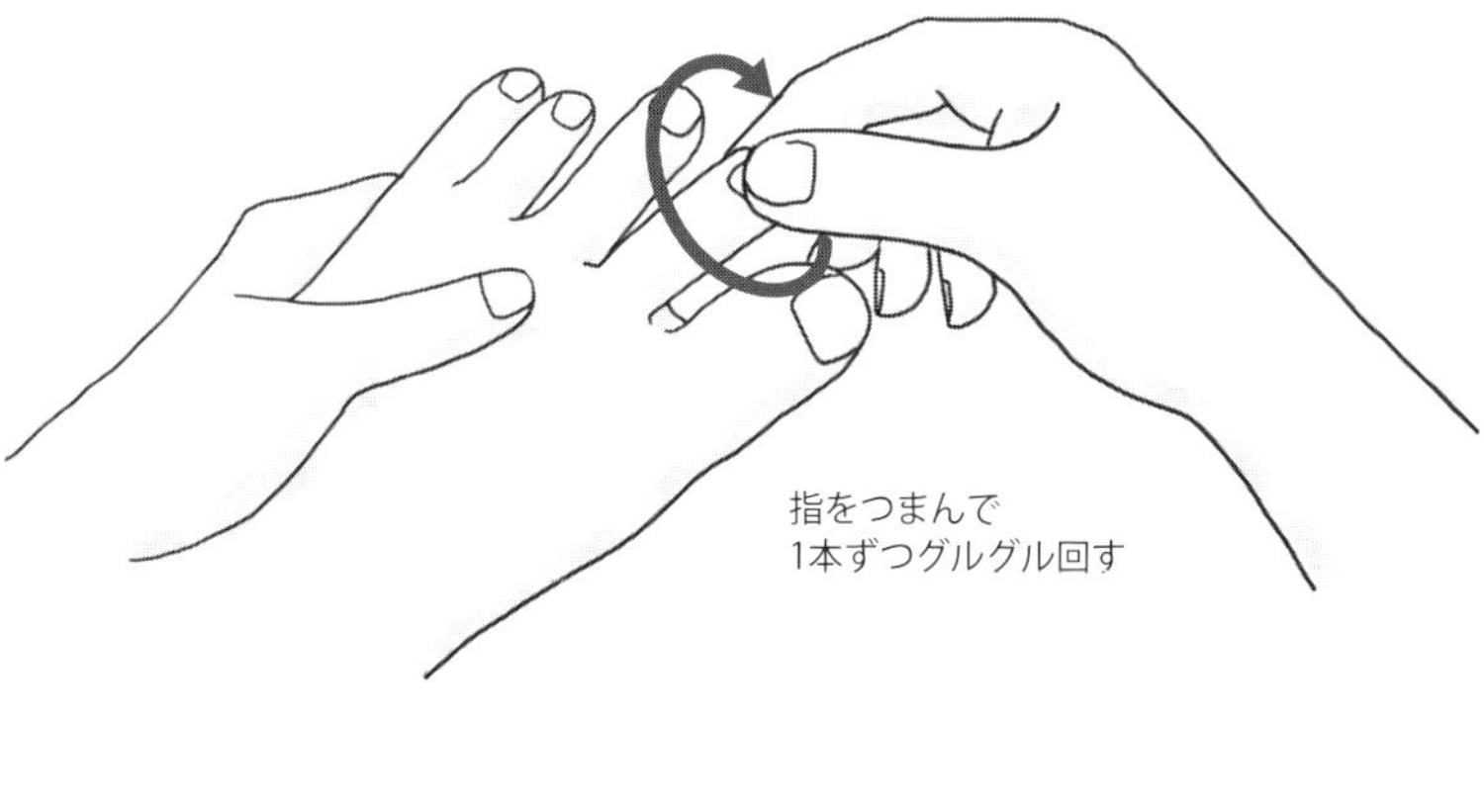

モートン病のためのテーピング

★印の部分が痛む場合

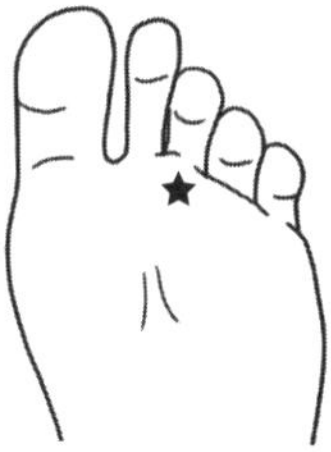

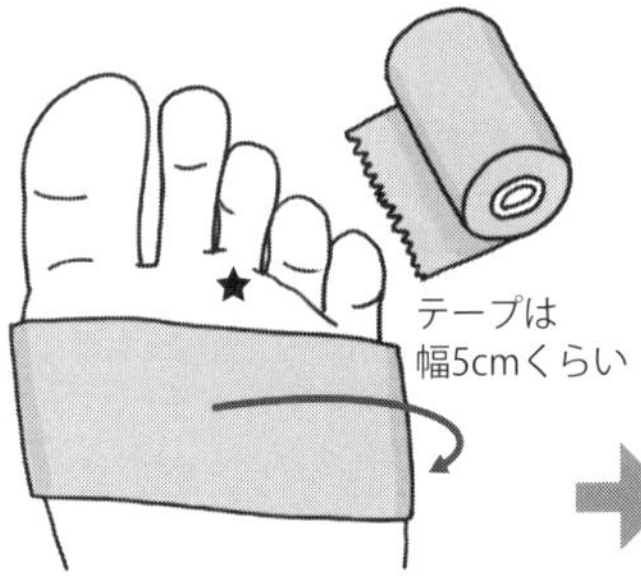

① 患部の下にぐるりと
一周テーピング

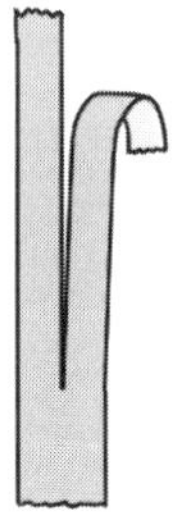

② 2cm幅くらいのテープに、
縦に切れ目を入れる

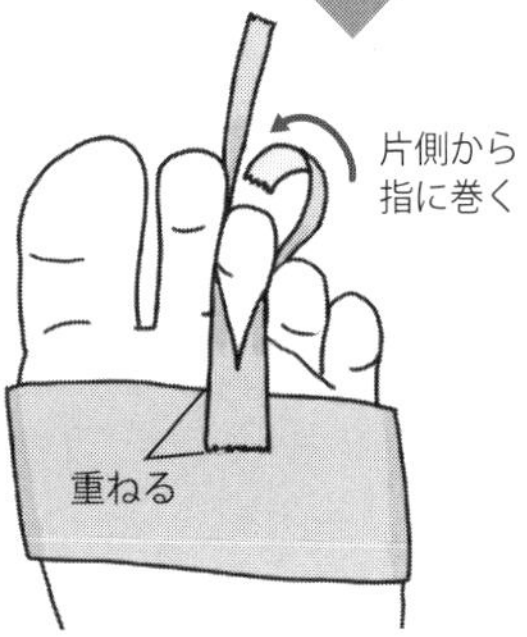

③ 下に巻いたテープに
1cmくらい重なるように
患部に②の細いテープを貼り、
指の両側から通して、
片一方を指に巻きつける

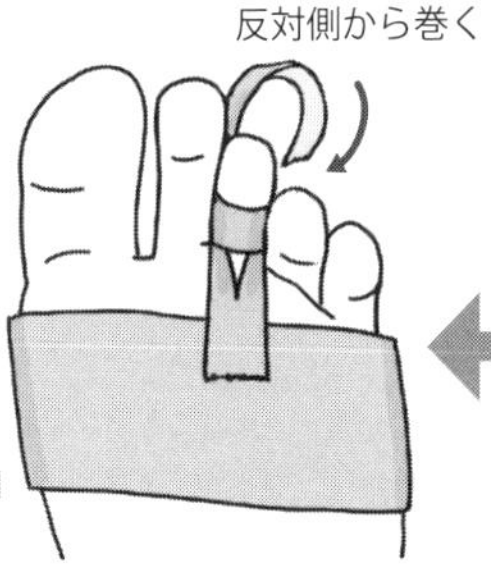

④ 残り一方も
反対側から巻きつける

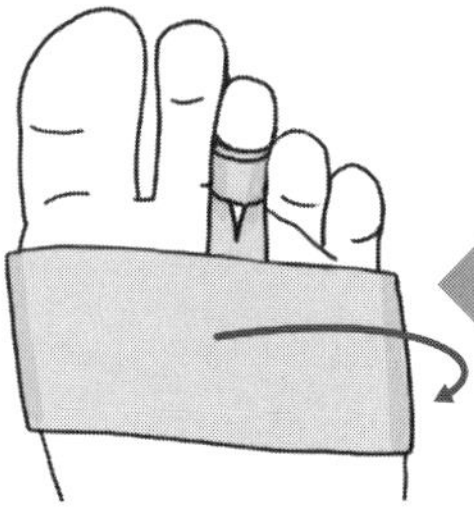

⑤ ④の上からさらに
幅5cmくらいのテープを
一周巻く

他にも痛む場所が複数ある場合

上記①のあと、患部それぞれに
②③④のテーピングを施し、
最後に⑤で巻く

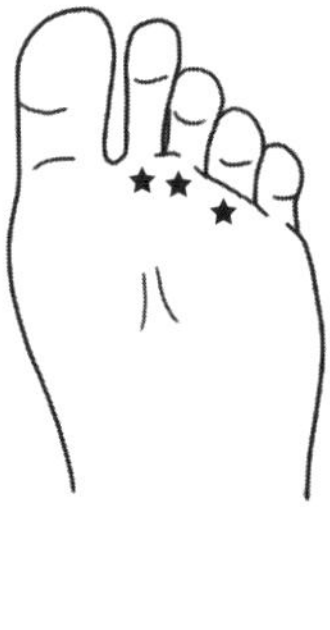

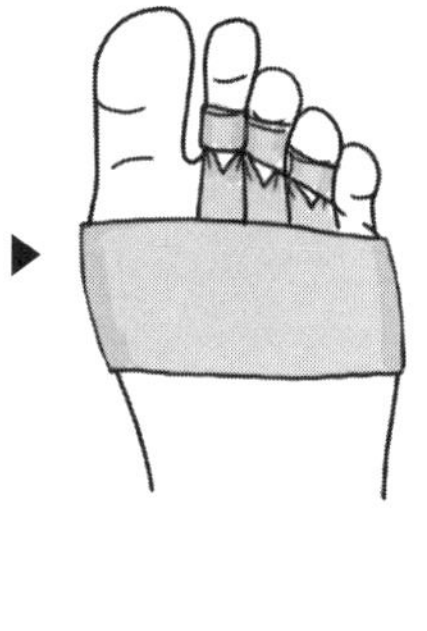

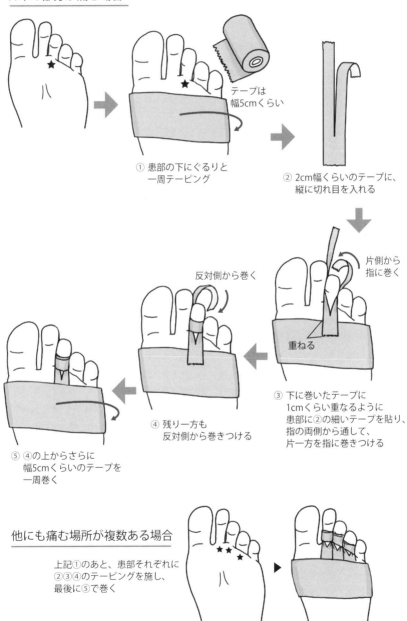

PART 5

正しい
靴の選び方

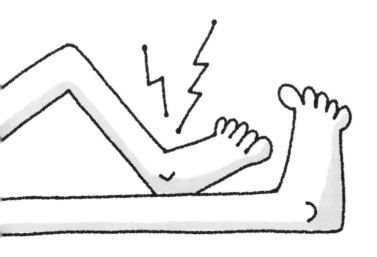

足のための靴選び、もっと真剣に

◎足のための「靴選び」、していますか？

靴には機能性とファッション性の両方が必要ですが、基本的に重要なのは「足によい靴」であり、「歩いた時に都合のよい靴」であることは言うまでもありません。

そういう意味ではハイヒールのような靴は避けるべきということになりますが、私はハイヒールを履きたい女性の気持ちは尊重したいと思っています。ただし、履きたいのであれば「ハイヒールを履いていて足が痛くなりました」と来院するのではなく、

正しい歩き方を覚え、足首を強くして、健康的に美しく履いてほしいのです。それによって脚もきれいになります。

そのこととは別に「どのような靴が機能的で足によいか」ということを知って、靴選びをしてください。

◎歩くのに都合のよい靴は

靴選びの最も重要なポイントは「足にフィットしている＝足と靴に一体感がある」ということです。ブカブカでも、きつくてもよくありません。

しかし、「サイズがぴったりで気に入ったから購

入したけど、実際に履いて歩いているとゆるくなった」とか「サイズは合っているけれども、歩くと靴のなかで微妙に足が動くので疲れてしまう」と言う声はよく聞かれます。それくらい、足は敏感なのです。靴選びのポイントとして、以下の点に注意しましょう。

① サイズが合っていること（横幅・長さ）

かかとをトントンと軽く床に打ちつけて靴を履き、立ってつま先に体重を乗せた時に、足指の部分に余裕があって少し動かせるサイズがよいでしょう。

② かかとがホールドされて安定していること

日本人は欧米人に比べてかかとが細い方が多いようです。かかとが緩い靴では安定して歩くことができません。

③ 足の甲がしっかり押さえられること

紐靴が理想です。スリッポンや女性のハイヒールなど紐がない靴は、足の甲をしっかり押さえられないため、あまりお勧めできません。できるだけ紐やストラップがある靴を選ぶようにしてください。

④ 足先の素材が柔らかいこと

足先の素材が柔らかいと足に馴染みやすいため、足先が痛くならないですみます。さらに歩行の際の蹴り出しの指が曲がりやすいので、歩きやすいです。

⑤ 重すぎないこと

重すぎる靴は、歩行で足を上げた時に足関節や膝関節に牽引力が加わるため、足首を痛めやすくなります。

◎納得するまでじっくり選ぶことが大事

靴屋さんでは、納得するまでじっくりと選ぶことがとても大切です。候補となる靴をすべて並べて、一つひとつ、両足とも履いて店内を歩き回ってみるとよいでしょう。

そして、ある靴に決定しようかなと思っても、もう一度ほかの候補の靴を履いて歩いてみるくらいの執念深さを持ってください。

靴選びは、最終的には「デザインや色などのファッション性よりも、履き心地」です。

履き心地は、実際に靴を履いたあなたにしかわからないのですから、あなた自身がじっくりと選ばなければ、靴選びはできないということになります。

できれば、専門家（シューフィッター）のいる店で、あなたに合った靴の購入を相談したいものです。

◎サンダル、下駄は足のためによい？

最近は、かかとの部分がないスニーカーがあるようです。若い人たちのあいだでスニーカーのかかとを踏みつける履き方が流行ったからかも知れません。


しかしこのような履き方は、足や膝や腰を痛める危険性が高くなります。

とくに夏場には、裸足でサンダルを履く機会も多くなりますが、サンダル履きもまた、「ペンギン歩き」を助長させてしまうのです。つっかけたスニーカーやサンダルで歩いていると、足を前に出すたびに飛んでしまうのを避けようとして、指先を反らせて、引っかけるようにしなければならないからです。

では、サンダルのようにつっかけて履く草履や下駄も同じように要注意なのかというと、これは少し違うのです。同じように見えますが、履いて歩いた時の足指の動きはまったく逆になります。

その秘密は、草履や下駄の鼻緒にあります。

サンダルの時は脱げないように足指を反って歩かなければならなかったのですが、草履や下駄には鼻緒があるために、指を曲げて踏ん張るようにして歩

正しい靴の選び方

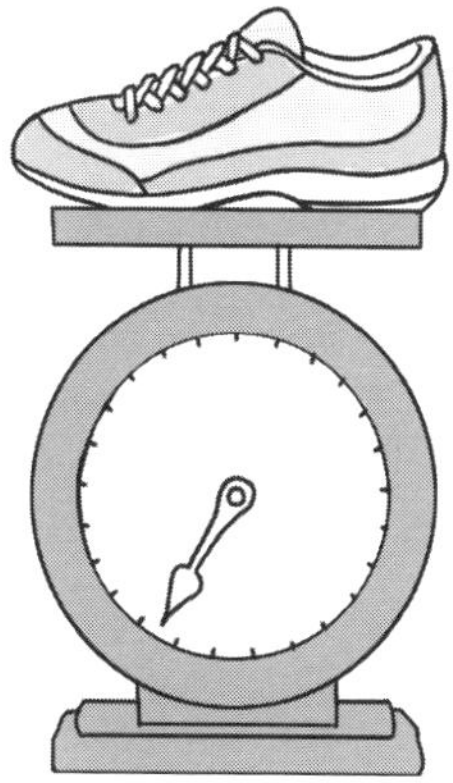
重すぎないこと

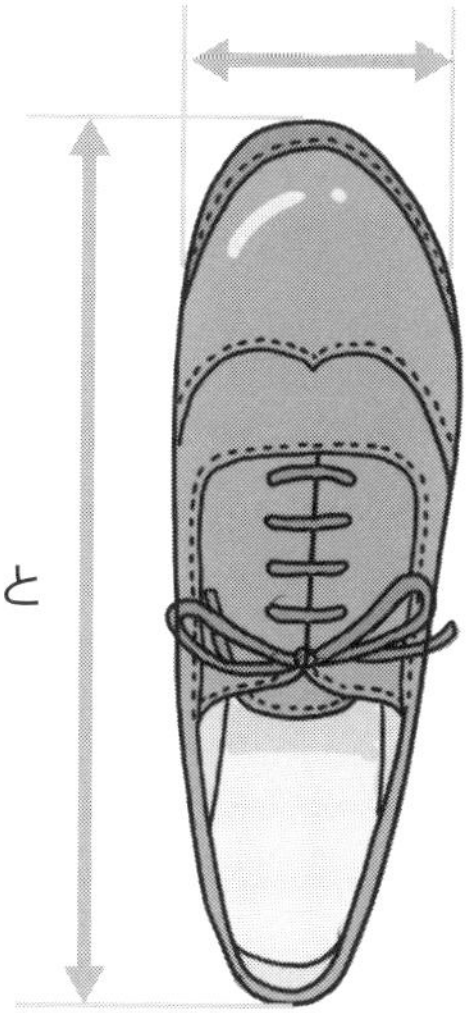
サイズが
合っていること
(横幅・足長)

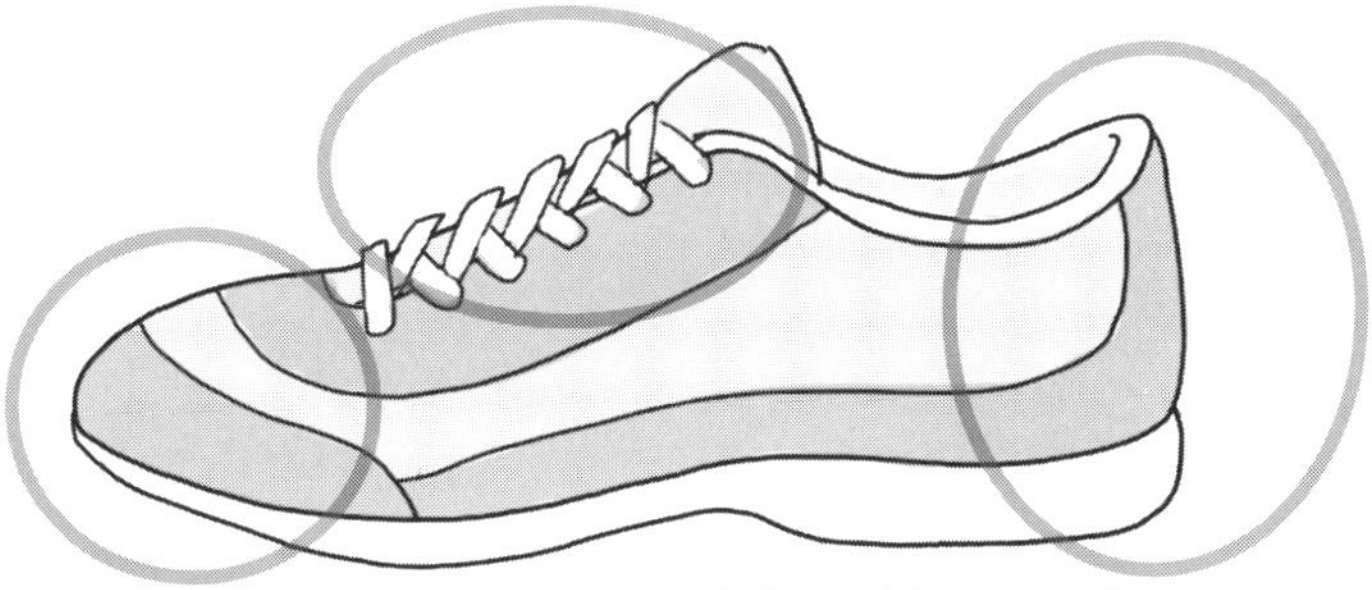
足の甲がしっかり
押さえられること
足先の素材が
柔らかいこと
かかとが大きすぎず、
ホールドされて安定していること

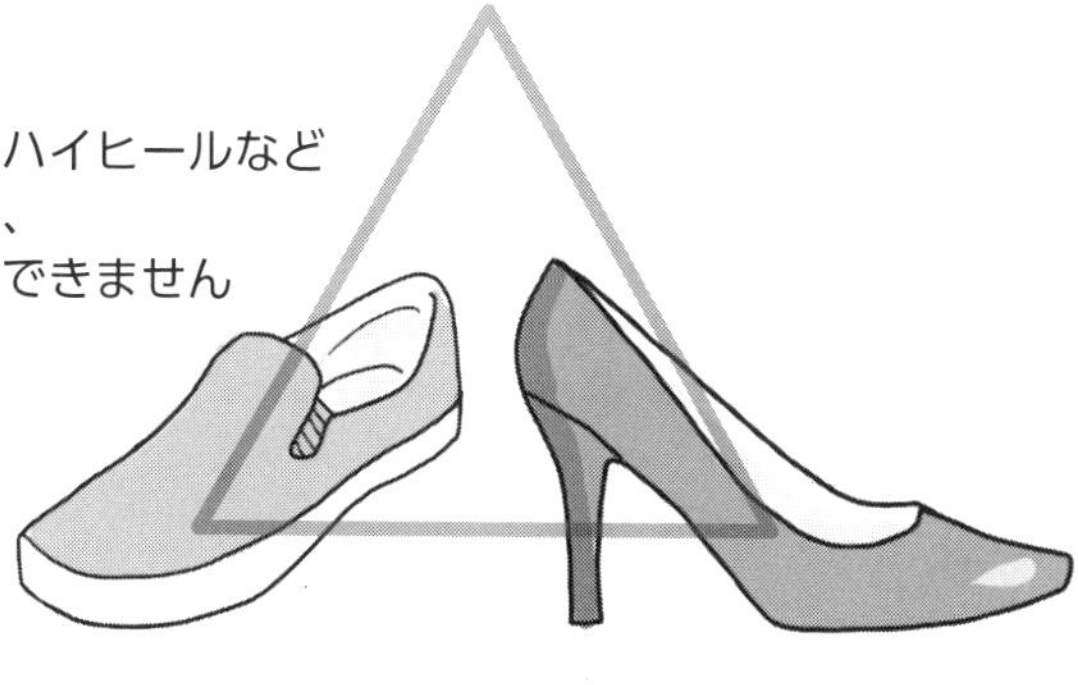
紐靴が理想
スリッポンやハイヒールなど
紐がない靴は、
あまりお勧めできません

くことができるのです。

ただし、草履や下駄にはクッション性がほとんどありませんから、長時間歩いていると足裏を痛める危険性がありますので、足裏の肉が薄く足首も弱いという人は要注意です。

◎重い靴の履き方

「歩くのに都合のよい靴は」のなかで、遠心力を利用するためには、ある程度の重さがあったほうが楽と述べましたが、あくまで適度が大切です。

重すぎる靴は、落ちないように歩く時に足首を曲げたり、足指を上げるような無駄な動きが原因となり、足裏やアキレス腱を痛めることになるのです。

解決策としては、重い靴ほど靴紐をしっかり結んで履くことですが、その前に、重すぎる靴はできるだけ選ばないほうがよいでしょう。

サンダル歩きと草履・下駄履きの違い

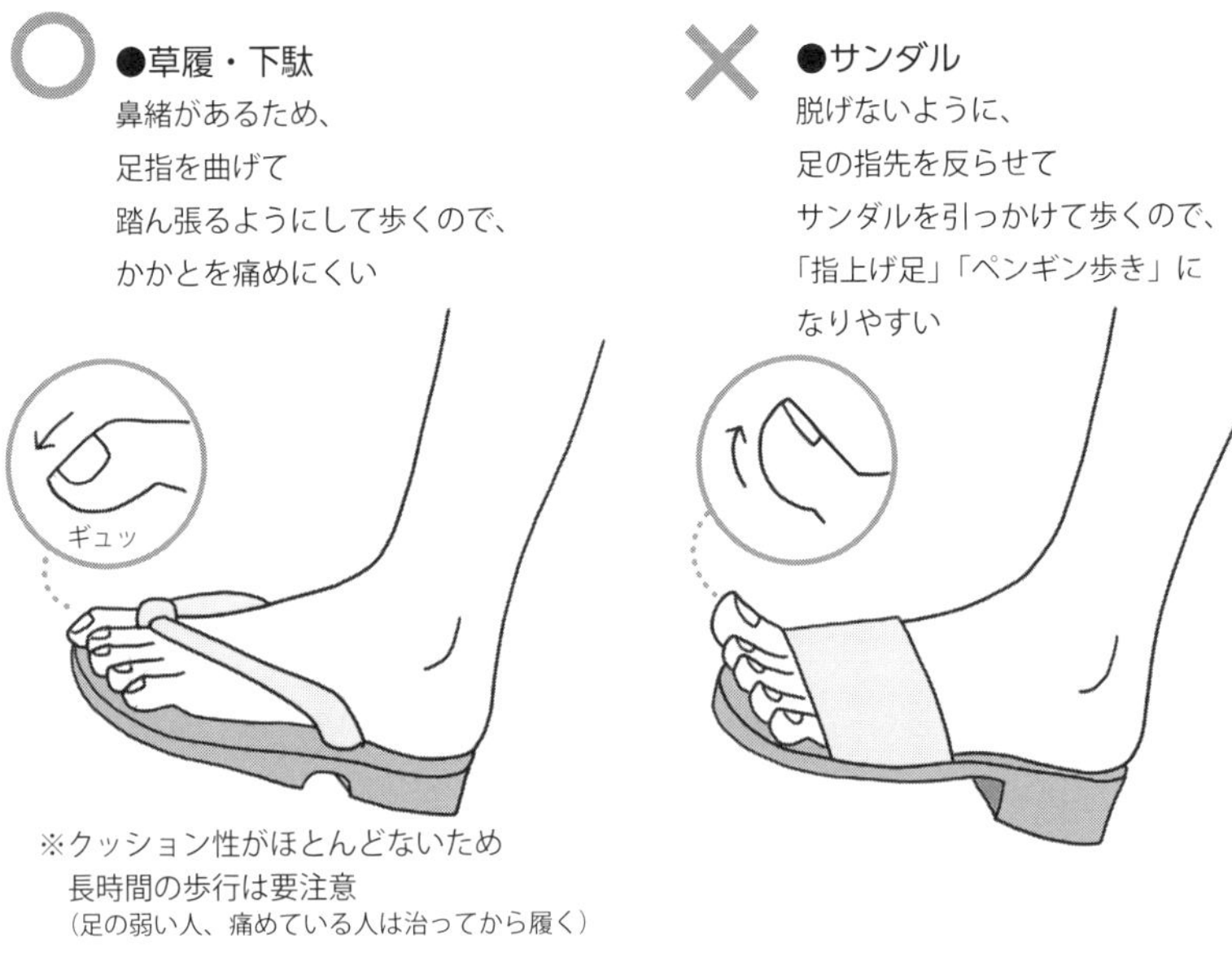

○
●草履・下駄
鼻緒があるため、
足指を曲げて
踏ん張るようにして歩くので、
かかとを痛めにくい
ギュッ
※クッション性がほとんどないため
長時間の歩行は要注意
（足の弱い人、痛めている人は治ってから履く）
×
●サンダル
脱げないように、
足の指先を反らせて
サンダルを引っかけて歩くので、
「指上げ足」「ペンギン歩き」に
なりやすい

子どもの靴選び、大人以上に気をつかって

◎子どもたちの足が危ない！

足のトラブルが増えているのは大人たちばかりではありません。

小さい頃から外で遊ぶこともなく、ゲームと塾で忙しい子どもたちの足も、「歩く」「走る」といった人間の基本的な動きに耐えられない弱いものになってしまっているのです。

子どもたちは「どうやって走るのか」などを教えられるまでもなく、自分で遊びのなかで覚えていきます。しかし最近の幼稚園の運動会では、きちんと走れない子が珍しくありません。動作が俊敏でなく、よく転びます。

外反母趾や指上げ足も増えていて、そうした足の問題によって心身の不調につながっている子どもたちがたくさんいるという指摘もあります。

当院にもスポーツ障害で来院する子どもたちがたくさんいますが、足の弱さが原因である場合が少なくありません。

おおもとの足の問題を解決しないと、痛みなどの障害はくり返し起こります。スポーツの才能がありながら結局は挫折してしまい、成功体験ではなく失

敗体験を心に刻んでしまう——、そういう子どもたちがとても増えているのです。

成長していく過程で全身的な健康、心の健康を勝ち取っていくために、子どもたちの足のケアはとても重要です。

健康的な足で正しく歩くと、足指をきちんと使うことになります。これは前頭葉に刺激を与えるので、運動能力だけでなく、積極的な性格もつくってくれるとも言われます。

足の健康は一朝一夕に獲得できるものではありません。子どもたちの足の健康は、歩き始めた時から始まっていると考えるべきです。

大切なのは、裸足で、足の指で床をしっかりつかんで立つ、歩くということを覚えることです。そして、靴を履くようになったら、その選び方も慎重にならなければいけません。

◎子どもの靴の選び方

子どものファッションも進歩しています。機能よりもデザインが優先されている靴も多く、それが足の発育に悪影響を与えているという面も少なからずあると思います。そうしたことを理解して、子どもの靴を選ばなければいけません。

第一に注意したいのは、足の大きさに合った靴を履かせる、ということです。

このことは当たり前のことなのですが、意外に気にされていないようで、子どもが履いている靴を見ると、足のサイズよりも大きい靴を履いていることが多いのです。

すぐに大きくなるから大きめの靴を買っておけば長く使えて経済的、との考えでしょうか。しかしそれは、まったくの間違いです。

そもそも、子どもたちの足の健康をもっと重視しなければいけません。経済的なことを考えているとしても、正しい靴を選んで履いていないと指上げ足や外反母趾が進行して、やがては足の障害に発展していきます。

いつも痛い思いをしながら病院通いをさせる始まりが、大きすぎる靴になりかねないのです。それは結局、無駄な出費につながるわけです。

たしかに、子どもの足はすぐに大きくなりますが、大人と同じように、ぴったりした靴を履かせるように注意を払わなければいけません。

小さい子どもたちは、自分の足が大きくなってきつくて痛くなっても、「お母さん、靴が小さくなってきた」とはなかなか言わずに、無意識にガマンして履いているものです。親が常に注意して、靴のサイズを見て上げることが必要です。

次に、幅広の靴はよくありません。

甲の部分をしっかり押さえ込むような靴を選んでください。紐靴で締めるのが理想ですが、マジックテープで調節できるものもよいでしょう。

甲の部分はしっかり締めつけられている一方でつま先の部分はゆったりとしていることが重要です。靴のなかで足の指がしっかり踏ん張れるために必要なことなので、親指と小指が左右に大きく踏ん張れるようなスペースがあるか、履いてみて確かめることが大切です。

これはサイズにも言えることです。履いてから体重を乗せて足指を踏ん張ってみた時に、指先に五ミリから一センチくらいの余裕が必要です。

こんな靴が足首を悪くする

① 甲の履き口が伸びた靴

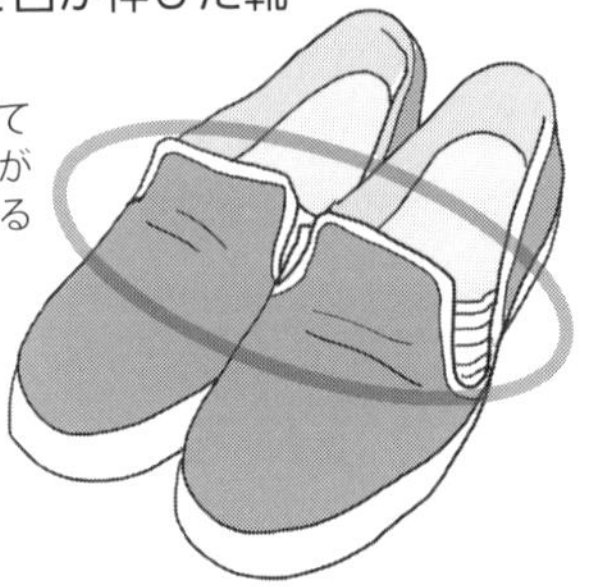
古くなって
この部分が
伸びている

スリッポンタイプの靴は
足首が安定しないため、
グラグラ足首や
グニャグニャ足首の
方が履くと、
足首や膝腰の痛みを
引き起こしやすい

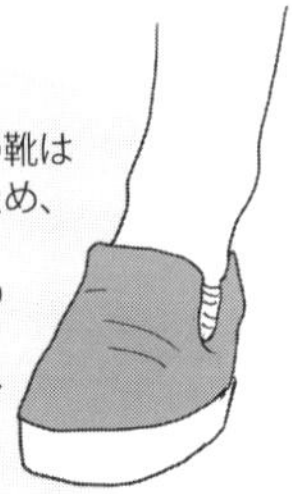

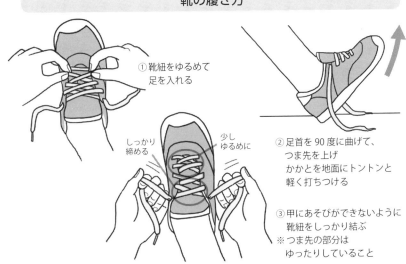

② かかとが伸びた靴

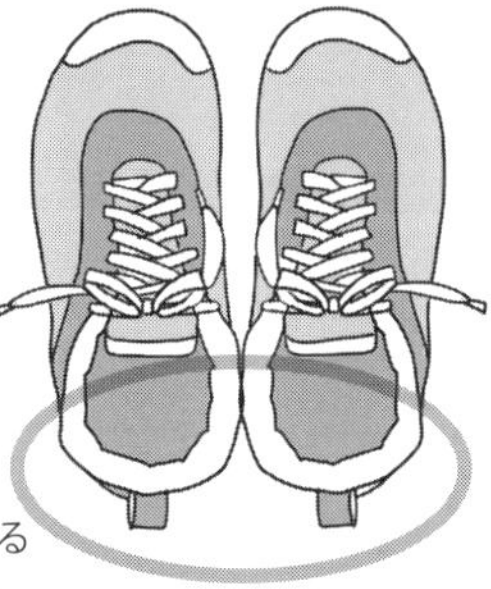
安定せず、
足首を痛める
原因になる

③ かかとが内側に倒れ込んでいる靴

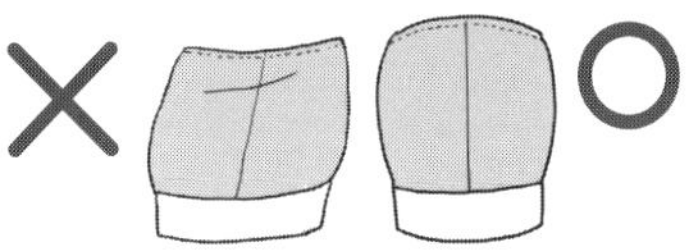

④ かかとがすり減った靴

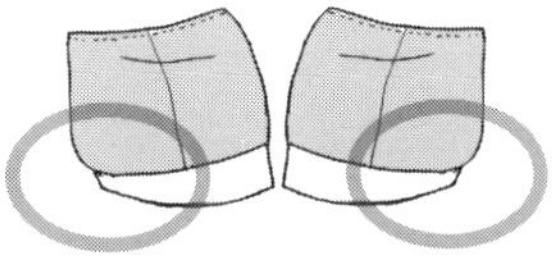

靴の履き方

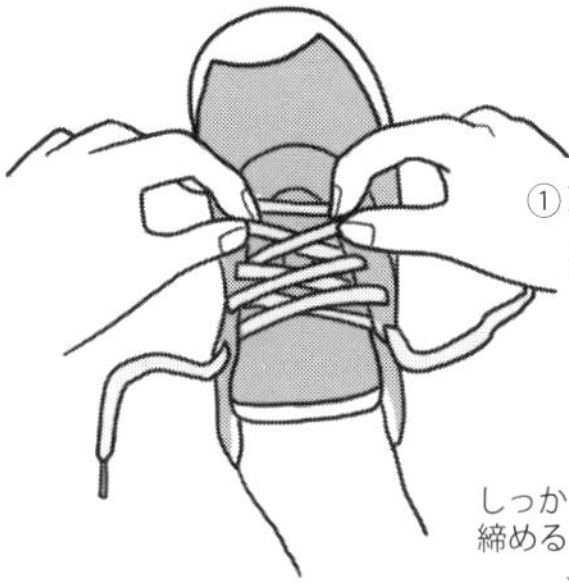

① 靴紐をゆるめて
足を入れる

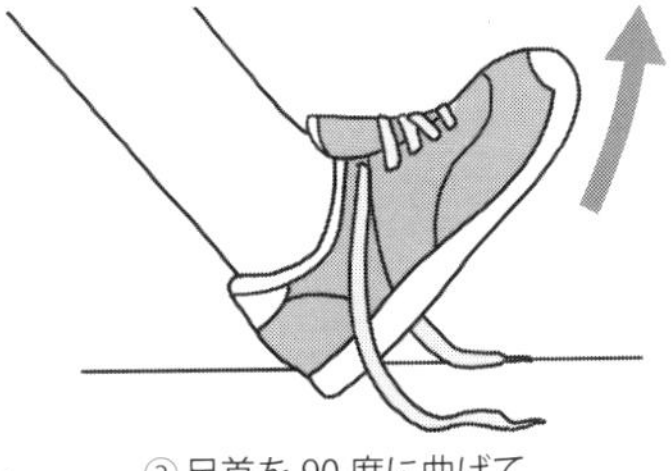

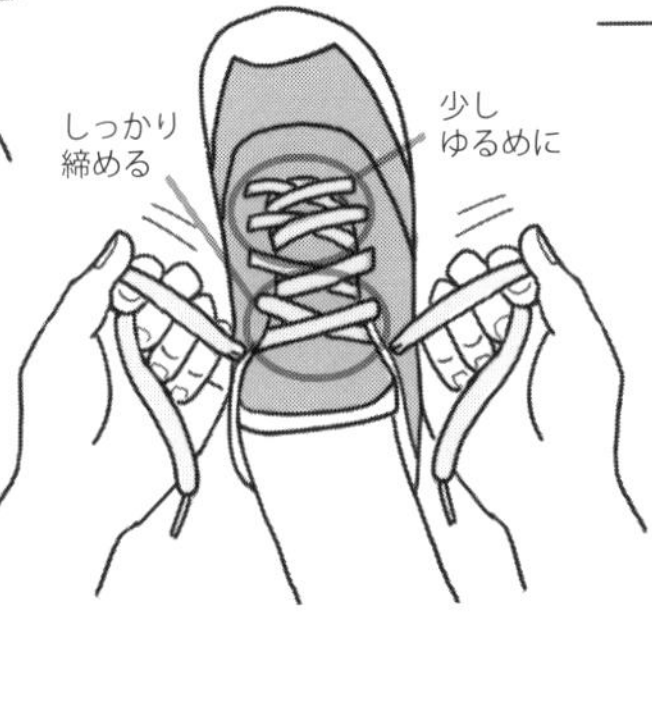
しっかり
締める
少し
ゆるめに

② 足首を 90 度に曲げて、
つま先を上げ
かかとを地面にトントンと
軽く打ちつける

③ 甲にあそびができないように
靴紐をしっかり結ぶ
※ つま先の部分は
ゆったりしていること

エピローグ

足を守るのも
活かすのも、
あなた次第！

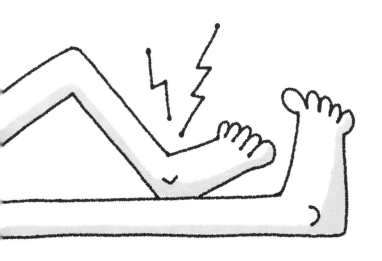

「三週間以内で三回」の施術

◎足の痛みは、なぜ慢性化するのか

私の施術は、「三週間以内で三回」が基本です。

たとえば、「足首が痛い」と言って来院された方に対して、その後三週間のあいだに三回の施術で通院は終わり、それで痛みの原因がなくなる（あるいは最低でも痛みが八割解消）ということを目指しているのです。

腰痛、膝の痛み、足の痛み、どのような痛みでも、整形外科や治療院に通ってもなかなか治らない、という声をよく耳にします。

いかに素晴らしい治療や施術のノウハウ、スキルがあっても、うまく完治まで持っていくことは決して簡単ではないのです。

それは、多くの治療や施術が、「治すのではなく、むしろ悪化させている」からだと私は思います。

施術を受けた後はとてもよくなっているのですが、家に帰って翌日からは再び通常どおりの自分の生活習慣に戻るわけですから、施術後によくなったのは一時的なもので、痛みを引き起こしていた根本の原因は解消されていないのです。

痛みが一〇あったところを、施術で四取り除いて

せっかく六までこぎつけたのに、また日常の生活にもどって七、八、九と増やしてしまうのです。それで、痛みが一〇になったらまた治療院へ行くことの繰り返しになるのです。

「良い治療・施術」→「放置」→「悪化」、これが世の中の治療や施術の現状と私は考えて、「三週間以内で三回」という基本を打ち出したのです。

そして、施術をしながら本書で紹介したようなホームケア法を教えるなど、悩んでいる方々が自分で痛みを軽減できるように指導します。

◎フットケアは自分でやること

私は、初回の施術で痛みの原因を六まで減らしたら、その効果が普段の生活のなかでもとに戻らないように、本書でも一部紹介したようなストレッチやセルフケア法を教えますが、これを実践すると、効果は家に帰っても続きます。

二回目の通院時に四まで減っていた痛みの原因は、さらに減っていき、三週間以内で解消してしまうわけです。その後は、その方がつくった原因そのものに注目し、それを再びくり返さないためのトレーニングなどを徹底的に指導します。

したがって私の施術は、痛みや苦痛に悩まされている方との二人三脚になります。実際に苦しんでいる方が主役ですから、自分で治す気持ちを持たなければ治るものではありません。

自分の足をもっと大事にする気持ちを持ち、そのうえで足や歩き方について正しい知識と予防のためのトレーニングや痛めた時の応急処置なども正しく理解し実践できるようになれば、私のようなフットケアの専門家はほとんど必要なくなるはずです。

このことをぜひ、理解してほしいと思います。

原因と結果には法則がある

◎結果（症状）には必ず原因がある

私が「三週間以内で三回」を目標として実践するようになったのは、ある方からプレゼントされた『原因と結果の法則』（ジェームズ・アレン著、サンマーク出版）という本を読んでからでした。

この世のすべての事象には必ず原因がある、現実に起こっている結果には必ず原因があるというとてもシンプルな法則を説いた本で、世界中の成功者の愛読書と言われています。

この本を読んだ私は、自分の仕事と照らし合わせて「なるほど」と思いました。結果（症状の改善）を出したいのなら、症状の原因をなくす以外に方法はない――、と。

私は来院された方から、いろいろな話をうかがってその体に触れ、「この痛みはなぜ起こっているのか？」という仮説を立てるところから始めるようになりました。

たとえば、日常生活や習慣などについても詳しくお聞きします。実は細かな生活習慣のなかに本当の原因が潜んでいることが多いのです。

同じ部分が痛いと来院する方でも、一人ひとりの「原因」は違います。体はもちろん、それぞれの生活や習慣もまったく違うからです。つまり、痛いという結果が同じだから、原因も同じとは限らないのです。

簡単な問診とレントゲン検査だけで疾患名を当てはめて、誰にでも同じような治療を行うだけでは、痛みを解消できないのは、やはり根本の原因がないがしろにされているからなのです。

◎足や歩き方には、その人の人生が現れている

足の痛みに共通する要因は、とりあえずは足への過重な負担です。ですから、その負担を軽減する環境をしばらくのあいだ（私は概して三週間以内としました）保つことが、まず必要です。

そして痛みがなくなったら、さらに、足への過重な負担は、なぜ起こっていたのかを考えるのです。

本書で繰り返し述べたように、足への負担の原因は「不安定足首」であり、「ペンギン歩き」です。さらに関連して、それぞれの生活上の問題点が現れてくるわけです。

それはなぜ起こっているのか……。を考えて、原因をつくっている要因を一つひとつ修正していかなければ、必ず痛みは再発します。「原因と結果の法則」を考えれば、それは当たり前のことなのです。

ですから、痛みがなくなったからそれでおしまいではなく、日常生活のなかで本書でも一部紹介したような足指や歩き方のトレーニングを指導していくことが非常に重要になるわけです。

「足を守るのも活かすのも、あなた次第」という意味は、そこにあります。

足や歩き方には、その人の人生が現れています。

自分で治すフットケア・プログラム

足首・足甲・足裏・アキレス腱の痛み

①　1週間目

アイシング（20〜30分）
＋
テーピング・サポーター

↓

②　2週間目

テーピング・サポーター
＋
歪み調整ストレッチ
正座ストレッチ
かかとの上げ下げトレーニング

↓

痛みがある

③

②を繰り返す

痛みがない

③　3週間目

歪み調整ストレッチ
正座ストレッチ
かかとの上げ下げトレーニング

↓

3週間以内で完治もしくは8割改善

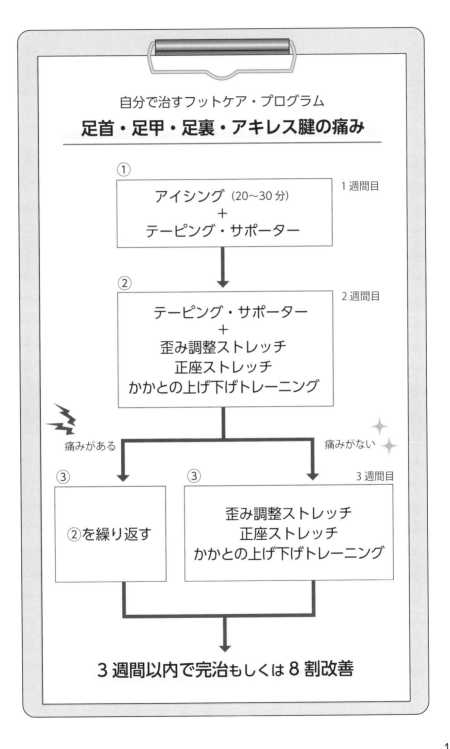

自分で治すフットケア・プログラム

かかとの痛み

①（1週間目）

アイシング（20～30分）
＋
かかとパッド

↓

②（2週間目）

かかとパッド
＋
歪み調整ストレッチ
正座ストレッチ
かかとの上げ下げトレーニング

↓

痛みがある → ③ ②を繰り返す

痛みがない → ③（3週間目）
歪み調整ストレッチ
正座ストレッチ
かかとの上げ下げトレーニング

↓

3週間以内で完治もしくは8割改善

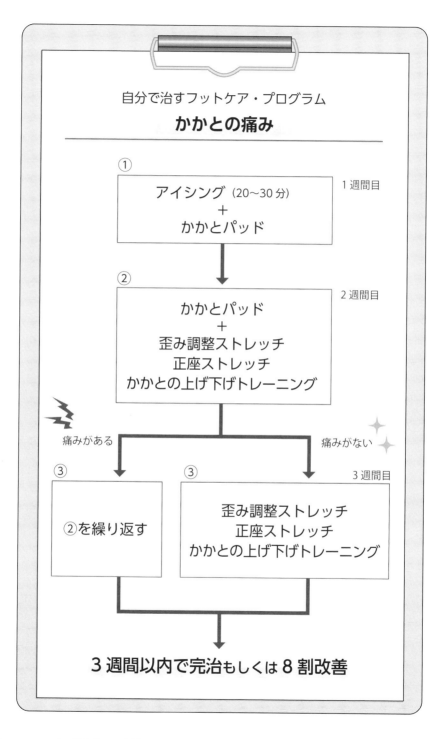

自分で治すフットケア・プログラム

モートン病

①

1週間目

アイシング（20～30分）
＋
足指テーピング

②

2週間目

足指テーピング
＋
歪み調整ストレッチ
正座ストレッチ

痛みがある

③

②を繰り返す

痛みがない

③

3週間目

歪み調整ストレッチ
正座ストレッチ
かかとの上げ下げトレーニング

3週間以内で完治もしくは8割改善

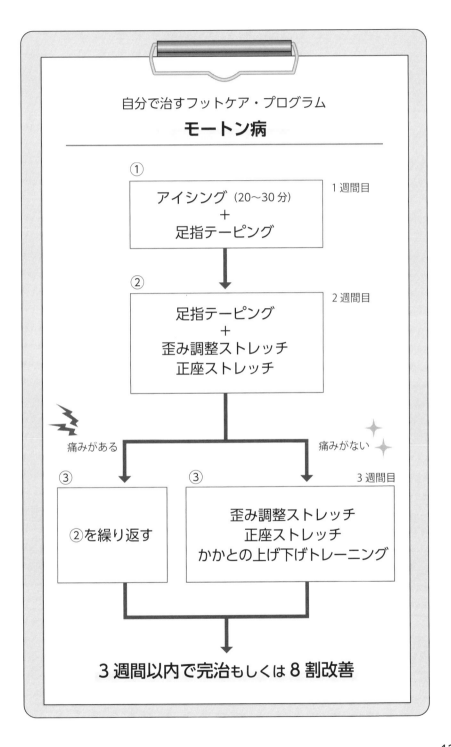

あとがき

■——治療をしている錯覚を起こしている方々

当院に来られるのは、どこへ行ってもなにをしても治らない方々が多く、ほとんどが半信半疑の状態でドアを開けられます。たとえば「プロ選手を治療している○○病院の有名な先生が治せないのに……」となかば諦めておられるのです。しかし、意外と簡単に改善する症状が多く、ご本人だけでなく私もびっくりしています。

「よく我慢していましたね」と尋ねると「我慢なんかしないで治療していました。整形外科や接骨院に通って、有名な先生に診てもらい……」と言われます。私からすれば放置しているのと同じですが、その方々からしたら努力はしてきたのです。ただ、努力するところとやり方が違うのです。

■――最短で改善するには

症状を最短で改善するには、その時点での痛みの根本原因を見極めることが大切です。

本文でも述べましたが、たとえば足首痛の場合、

・炎症があるのか？　ないのか？（腫れがあるのか？　ないのか？）

・足首の動きは硬いのか？　緩いのか？

・筋力は強いか？　弱いか？

これらをチェックして、硬ければ緩める、緩ければ硬めるなど、原因が改善する方向に導いてあげれば自然に症状は解消するのです。

その一例ですが、大きな捻挫をしてから数一〇年も足首の痛みに苦しまれてきた方がおられます。初見では左右の差はなく正常と感じましたが、動かしてみると極端に悪く、硬い足首になっていました。正座はできない。筋力も左右差があって片方が極端に弱い。片足でのつま先立ち（かかとの上げ下げ）運動ができないという状態です。

こんな方は、ガチガチ・グラグラ・グニャグニャの不安定足首で筋力低下を引き起こしている状態ですから、足首調整と筋出力調整をして、指導した足首の筋トレとよく歩くことを今日からやってくださいと勧めました。

まだ三〇代で、積極的ですが少し心配性な性格から痛めた足をかばいすぎる傾向がありました。そこで「大丈夫ですよ。心配いりません」と背中を押してあげました。そのせいもあったのでしょうか、福島から出てきて大宮で宿泊されていたのですが、当院から宿泊先まで歩いて帰ったとのことで、次の日の来院時に「あれだけ歩いても痛くなかった」と明るい顔で話されたのが印象的でした。

フットケアは歩けるうちから

多くの人は「私は歩ける」と思っているはずです。しかし、現在の日本人で正しく歩けている人は、おそらく半数にも満たないのではないかと思います。それくらい足、そして歩き方はおろそかにされています。

足は健康の基本ですから、私はこれからの日本が少し心配になるのです。

いま日本では、六五歳以上の高齢者の割合は二五%、実に四人に一人がお年寄りです。今後さらにお年寄りが増えていくことは避けられないので、国の医療費や福祉におけるマンパワーなどが大幅に不足することが懸念されています。

しかし、お年寄りになってもしっかり歩くことができれば、それなりに健康は維持できるものです。一番よくないのが、寝たきりになってしまうことです。それは国の経済や労働力を圧迫するだけでなく、自身の人生の終盤をアンハッピーなものにしてしまうのです。人生を最後まで充実させるために、足は若い頃から大事にしなければなりません。

スポーツ愛好家だけに限らず、歩きはじめの乳幼児、活発な子どもたちから、大人、高齢者にいたるまで、いま現代人はあらためて自分の足を見つめなおすべき時期だと私は思うのです。自分の足は健康だと思っていても、本当にそうなのかどうかわかりません。さまざまな持病の原因のおおもとに、隠れた足のトラブルが関係しているかも知れません。

フットケアは、歩けるうちからです。足指を意識した生活を送り、足指と足首をしっかり鍛え、できるだけ早く「不安定足首」「ペンギン歩き」にサヨナラすることが大事です。それは、間違いなくあなたの将来の人生の幸福につながるものと、私は信じています。

■――子どもたちの未来のために

足のケアの大切さは高齢者だけのことではありません。本文のなかで何度も述べたように、小さい頃から足に関心を持って正しいケアを行うことが、将来の痛みや苦しみを予防するうえでとても大事なのです。

とくにお母さん方にお願いしたいことがあります。

それはスキンシップの一環として、日頃から子どもの足に触れていただきたいということとです。たとえば「足指マッサージ」は（一〇一頁参照）、子どもの足の発達にとてもよい効果を与えますし、小さな異常にもいち早く気づくことができます。さらに「正しい靴」を選んで、「正しい歩き方」を教えるのも家庭でのしつけの一つと言えるでしょう。

まさに**「子どもの足は親の責任」**ということを、ぜひ再認識してください。

最後までお読みいただき、ありがとうございました。

本書をぜひ、快適なフットワークの毎日に、そして充実した人生に、役立てていただきたいと思います。

最後に、痛みからくる悩みや苦しみを解消して人を幸せにする技術を指導していただいた先輩方々に感謝いたします。とくに足について考えるきっかけをつくってくださった「カサハラ式足裏テーピングの笠原巖先生」には本当に感謝しています。この場を借りて深く御礼申し上げます。

さいたま中央フットケア整体院・院長　**冨澤　敏夫**

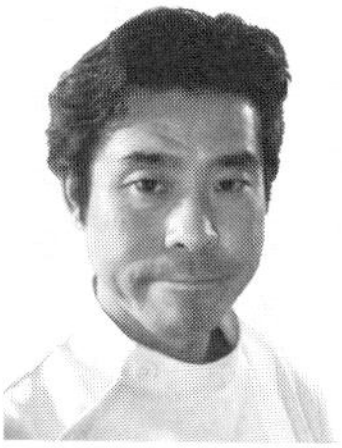

著者プロフィール

冨澤敏夫 とみざわとしお

さいたま中央フットケア整体院・院長
柔道整復師（国家資格）

1969年12月12日生まれ。整体師を経て柔道整復師となる。

20数年の施術経験があり、足の問題を専門に15年の歳月が流れる。

どこへ行っても何をしても解消しない症状を改善させることを得意として、全国から来院する年間2000弱の施術をこなす。

足の痛みに関して、さまざまな原因とその解決法を実践してきた「足の痛み解消スペシャリスト」

http://www.ashiura-saitama.com/
（本の感想はこちらにアクセス）

《不安定足首《ふあんていあしくび》》と《ペンギン歩《ある》き》を治《なお》せば しつこい「足《あし》の痛《いた》み」は消《き》える！

2017年9月5日　初版第1刷

著　者 ―――― 冨澤敏夫《とみざわとしお》
発行者 ―――― 坂本桂一
発行所 ―――― 現代書林
〒162-0053　東京都新宿区原町3-61　桂ビル
TEL／代表　03（3205）8384
振替00140-7-42905
http://www.gendaishorin.co.jp/
ブックデザイン ―― 吉崎広明（ベルソグラフィック）
本文イラスト・図版 ―― 村野千草（中野商店）

印刷・製本：広研印刷（株）
乱丁・落丁本はお取り替えいたします。
定価はカバーに表示してあります。

ISBN978-4-7745-1659-2 C0047